F. Daschner

Antibiotika am Krankenbett

Zehnte, überarbeitete Auflage

Springer

Prof. Dr. med. Franz Daschner
Direktor des Instituts für Umweltmedizin
und Krankenhaushygiene
Klinikum der Albert-Ludwigs-Universität
Hugstetter Straße 55
D-79106 Freiburg

ISBN 3-540-67090-4 Springer-Verlag Berlin Heidelberg New York

Die Deutsche Bibliothek – CIP-Einheitsaufnahme
Daschner, Franz: Antibiotika am Krankenbett / F. Daschner. – 10., überarb. Aufl. – Berlin; Heidelberg; New York; Barcelona; Budapest; Hongkong; London; Mailand; Paris; Singapur; Tokio: Springer, 2000
ISBN 3-540-67090-4

Springer-Verlag Berlin Heidelberg New York
ein Unternehmen der BertelsmannSpringer Science+Business Media GmbH

Printed in Germany

Satz: K+V Fotosatz GmbH, Beerfelden
Druck und Bindung: Clausen & Bosse, Leck
SPIN 10848832 22/3111/5 4 3 2 – Gedruckt auf säurefreiem Papier

Vorwort zur 10. überarbeiteten Auflage

Sehr geehrte Frau Kollegin,
Sehr geehrter Herr Kollege,

heute ist es selbst für Spezialisten schwierig geworden, alle notwendigen Fakten über alte und neue Antibiotika parat zu haben. Auch ich muß nicht selten in meinem eigenen Buch nachschlagen. Wegen teilweise dramatisch zunehmender Resistenz einiger klinisch wichtiger Erreger sind in den letzten Jahren einige neue Antibiotika entwickelt worden, die in Kürze auch Ihnen zur Verfügung stehen werden. Sie sind bereits in diese 10. Auflage aufgenommen worden. Alle Kapitel sind neu bearbeitet worden und daher meist umfangreicher, einige Kapitel habe ich daher weglassen müssen, um das Taschenbuchformat zu erhalten. Mit dieser Auflage zur Jahrtausendwende ist das Buch zum Taschenbuch mit der größten Auflage im Springer-Verlag geworden.
Darf ich Sie auch diesmal wieder bitten, mir Ihre Anregungen und Änderungswünsche mitzuteilen, denn nur durch den kontinuierlichen Erfahrungsaustausch mit Ihnen können praxisnahe Therapieempfehlungen erarbeitet werden.

Mit freundlichen Grüßen
Ihr

Prof. Dr. F. Daschner — Freiburg, Februar 2000

Danksagung

Viele Kolleginnen und Kollegen haben mir sehr wichtige Hinweise gegeben, Verbesserungsvorschläge gemacht und mich vor allem auf einige Fehler aufmerksam gemacht. Ihnen danke ich aufrichtig. Mein besonderer Dank gilt meinem ärztlichen Mitarbeiter Herrn Dr. med. W. Ebner, der mir bei dieser Neuauflage unersetzliche Dienste geleistet hat, meinem Sohn, Dr. med. Markus Daschner, Universitätskinderklinik Heidelberg, der die Tabellen für die Antibiotikadosierung bei eingeschränkter Nierenfunktion im Kindesalter und Herrn Priv.-Doz. Dr. med. J. Böhler, der die Kapitel 15 und 16 neu bearbeitet hat.

Der Autor

1940 in Regensburg geboren, Musikgymnasium in Regensburg, Studium der Medizin in München, Staatsexamen 1965, Promotion 1966, 1967 bis 1969 Universitäts-Kinderklinik München, Abteilung für antimikrobielle Therapie, 1968 amerikanisches Staatsexamen, 1969 bis 1970 infectious disease fellowship am Massachusetts General Hospital, Harvard Medical School und Cedars Sinai Medical Center, University of California, Los Angeles. 1970 bis 1976 wiederum Universitäts-Kinderklinik München. 1975 Habilitation für Pädiatrie über Harnweginfektionen bei Kindern, seit 1976 Leiter der Klinikhygiene am Universitätsklinikum Freiburg. Facharzt für Kinderheilkunde, Laboratoriumsmedizin, Hygiene und Umweltmedizin, Medizinische Mikrobiologie und Infektionsepidemiologie. Seit 1992 Direktor des Instituts für Umweltmedizin und Krankenhaushygiene der Universität Freiburg.

Inhaltsverzeichnis

1 Einteilung der Antibiotika

β-Laktamantibiotika		
Benzylpenicilline	**Phenoxypenicilline (Oralpenicilline)**	**Penicillinase-feste Penicilline (Staphylokokken-Penicilline)**
Penicillin G (Benzylpenicillin-Natrium, Procain-Benzylpenicillin, Benzathin-Penicillin)	Penicillin V Propicillin	Oxacillin Dicloxacillin Flucloxacillin
Aminobenzyl-penicilline	**Ureidopenicilline (Breitspektrum-penicilline)**	**β-Laktam/β-Laktamasehemmer**
Ampicillin Amoxicillin Bacampicillin	Azlocillin Mezlocillin Piperacillin	Ampicillin/Sulbactam Amoxicillin/Clavulansäure Piperacillin/Tazobactam Sulbactam zur freien Kombination
Cephalosporine (1. Generation)	**Cephalosporine (2. Generation)**	**Cephalosporine (3. Generation)**
Cefazolin Cefalexin (oral) Cefadroxil (oral)	Cefamandol Cefuroxim Cefotiam Cefoxitin	Cefotaxim Ceftriaxon Ceftizoxim Ceftazidim Cefepim

Cephalosporine (1. Generation)	Cephalosporine (2. Generation)	Cephalosporine (3. Generation)
Cefaclor (oral)	Cefuroximaxetil (oral)	Cefsulodin
	Loracarbef	Cefoperazon
		Cefodizim
		Cefixim (oral)
		Cefpodoximproxetil (oral)
		Cefetametpivoxil
		Ceftibuten (oral)
		Cefdinir

Monobactame	Carbapeneme	β-Laktamase-Hemmer
Aztreonam	Imipenem	Clavulansäure
	Meropenem	Sulbactam
		Tazobactam

Andere Substanzklassen

Aminoglykoside	Tetracycline	Chinolone
Streptomycin	Tetracyclin	Gruppe I
Gentamicin	Oxytetracyclin	Norfloxacin
Tobramycin	Doxycyclin	Pefloxacin
Netilmicin	Minocyclin	Gruppe II
Amikacin		Enoxacin
		Fleroxacin
		Ofloxacin
		Ciprofloxacin
		Gruppe III
		Levofloxacin
		Sparfloxacin
		Gruppe IV
		Gatifloxacin
		Moxifloxacin

I: Indikation im wesentlichen auf HWI beschränkt
II: breite Indikation
III: verbesserte Aktivität gegen grampos. und atypische Erreger
IV: wie III sowie gegen Anaerobier

Lincosamide	**Azolderivate**	**Nitroimidazole**
Clindamycin	Miconazol	Metronidazol
	Ketoconazol	Ornidazol
	Fluconazol	Tinidazol
	Itraconazol	
Glykopeptid-Antibiotika	**Makrolide**	**Polyene**
Vancomycin	Erythromycin	Amphotericin B
Teicoplanin	Josamycin	Nystatin
	Spiramycin	
	Roxithromycin	
	Clarithromycin	
	Azithromycin	
Streptogramine		**Oxazolidinone**
Quinupristin/Dalfopristin		Linezolid

2 Generics – Handelsnamen

Generics	Handelsnamen (Auswahl)	Seite
Amikacin	Biklin	37
Amoxicillin	Amoxypen, Clamoxyl	39
Amoxicillin/Clavulansäure	Augmentan	40
Amphotericin B	Amphotericin B „Squibb“	41
Amphotericin B (liposomal)	AmBisome	42
Ampicillin	Binotal	43
Ampicillin/Sulbactam	Unacid	45
Azidocillin	Syncillin	118
Azithromycin	Zithromax	46
Azlocillin	Securopen	47
Aztreonam	Azactam	48
Bacampicillin	Penglobe, Ambacamp 800	44
Benzathin-Penicillin G	Tardocillin 1200	116
Cefaclor	Panoral, Kefspor	49
Cefadroxil	Grüncef, Bidocef	50
Cefalexin	Ceporexin, Oracef	51
Cefamandol	Mandokef	53
Cefazolin	Gramaxin, Elzogram	54
Cefdinir	Omnicef	55

Generics	Handelsnamen (Auswahl)	Seite
Cefepim	Maxipime	56
Cefetametpivoxil	Globocef	57
Cefixim	Cephoral	58
Cefodizim	Opticef	59
Cefoperazon	Cefobis	60
Cefotaxim	Claforan	61
Cefotiam	Spizef	62
Cefoxitin	Mefoxitin	63
Cefpodoximproxetil	Orelox, Podomexef	65
Cefsulodin	Pseudocef	66
Ceftazidim	Fortum	67
Ceftibuten	Keimax	68
Ceftizoxim	Ceftix	69
Ceftriaxon	Rocephin	70
Cefuroxim	Zinacef, Cefuroxim-Lilly	72
Cefuroximaxetil	Elobact, Zinnat	73
Chloramphenicol	Paraxin	74
Ciprofloxacin	Ciprobay	75
Clarithromycin	Klacid, Cyllind, Mavid	76
Clindamycin	Sobelin	77
Colistin	Colistin	78
Cotrimoxazol (TMP/SMZ)	Bactrim, Eusaprim, Supracombin	79
Dicloxacillin	Dichlor-Stapenor	82

Generics	Handelsnamen (Auswahl)	Seite
Doxycyclin	Vibramycin, Vibravenös, Supracyclin	83
Enoxacin	Enoxor	84
Erythromycin	Erythrocin, Paediathrocin, Monomycin	85
Ethambutol	Myambutol	86
Fleroxacin	Quinodis	87
Flucloxacillin	Staphylex	88
Fluconazol	Diflucan, Fungata	89
Flucytosin	Ancotil	91
Gatifloxacin	NN	92
Gentamicin	Refobacin	93
Imipenem/Cilastatin	Zienam	94
Isoniazid (INH)	Isozid, Tebesium	96
Itraconazol	Sempera	97
Josamycin	Wilprafen	98
Ketoconazol	Nizoral	99
Levofloxacin	Tavanic	100
Linezolid	NN	100
Loracarbef	Lorafem	101
Meropenem	Meronem	102
Metronidazol	Clont, Flagyl	103
Mezlocillin	Baypen	104
Miconazol	Daktar	106
Minocyclin	Klinomycin	107

Generics	Handelsnamen (Auswahl)	Seite
Moxifloxacin	Avalox	108
Mupirocin	Turixin	247
Netilmicin	Certomycin	109
Nitrofurantoin	Furadantin	110
Norfloxacin	Barazan	111
Nystatin	Moronal	112
Ofloxacin	Tarivid	113
Oxacillin	Stapenor	114
Pefloxacin	Peflacin	115
Penicillin G	diverse Präparate	116
Penicillin V	Isocillin, Megacillin oral u.a.	118
Pentamidin	Pentacarinat	174
Pipemidsäure	Deblaston	119
Piperacillin	Pipril	119
Piperacillin/Tazobactam	Tazobac	121
Polymyxin B	Polymyxin B	122
Propicillin	Baycillin	118
Protionamid	Ektebin	123
Pyrazinamid	Pyrafat, Pyrazinamid-Hefa	124
Quinupristin/Dalfopristin	Synercid	125
Rifabutin	Mycobutin, Alfacid	125
Rifampicin	Rifa, Eremfat	127
Roxithromycin	Rulid, Roxigrün	128

Generics	Handelsnamen (Auswahl)	Seite
Sparfloxacin	Zagam	129
Spectinomycin	Stanilo	130
Streptomycin	Streptomycin „Grünenthal“	130
Sulbactam	Combactam	131
Sulfonamide	diverse Präparate	132
Sultamicillin	Unacid PD oral	46
Teicoplanin	Targocid	133
Tetracyclin	Achromycin	135
Tinidazol	Simplotan	186
Tobramycin	Gernebcin	135
Tetroxoprim/Sulfadiazin	Sterinor	81
Trimethoprim/Sulfadiazin	Triglobe	81
Vancomycin	Vancomycin	137

Handelsnamen – Generics

Handelsnamen (Auswahl)	Generics	Seite
Achromycin	Tetracyclin	135
Alfacid	Rifabutin	125
Ambacamp	Bacampicillin	44
AmBisome	Amphotericin B (liposomal)	42
Amoxypen	Amoxicillin	39
Amphotericin B „Squibb“	Amphotericin B	41
Ancotil	Flucytosin	91
Augmentan	Amoxicillin/Clavulansäure	40
Avalox	Moxifloxacin	108
Azactam	Aztreonam	48
Bactrim	Cotrimoxazol (TMP/SMZ)	79
Barazan	Norfloxacin	111
Baycillin	Propicillin	118
Baypen	Mezlocillin	104
Bidocef	Cefadroxil	50
Biklin	Amikacin	37
Binotal	Ampicillin	43
Cefobis	Cefoperazon	60
Ceftix	Ceftizoxim	69

Handelsnamen (Auswahl)	Generics	Seite
Cefuroxim-Lilly	Cefuroxim	72
Cephoral	Cefixim	58
Ceporexin	Cefalexin	51
Certomycin	Netilmicin	109
Ciprobay	Ciprofloxacin	75
Claforan	Cefotaxim	61
Clamoxyl	Amoxicillin	39
Clont	Metronidazol	103
Colistin	Colistin	78
Combactam	Sulbactam	131
Cyllind	Clarithromycin	76
Daktar	Miconazol	106
Deblaston	Pipemidsäure	119
Dichlor-Stapenor	Dicloxacillin	82
Diflucan	Fluconazol	89
Ektebin	Protionamid	123
Elobact	Cefuroximaxetil	73
Elzogram	Cefazolin	54
Enoxor	Enoxacin	84
Eremfat	Rifampicin	127
Erythrocin	Erythromycin	85
Eusaprim	Cotrimoxazol (TMP/SMZ)	79
Flagyl	Metronidazol	103
Fortum	Ceftazidim	67

Handelsnamen (Auswahl)	Generics	Seite
Fungata	Fluconazol	89
Furadantin	Nitrofurantoin	110
Gernebcin	Tobramycin	135
Globocef	Cefetametpivoxil	57
Gramaxin	Cefazolin	54
Grüncef	Cefadroxil	50
Isocillin	Penicillin V	118
Isozid	Isoniazid (INH)	96
Kefspor	Cefaclor	49
Keimax	Ceftibuten	68
Klacid	Clarithromycin	76
Klinomycin	Minocyclin	107
Lorafem	Loracarbef	101
Mandokef	Cefamandol	53
Mavid	Clarithromycin	76
Maxipime	Cefepim	56
Mefoxitin	Cefoxitin	63
Megacillin oral	Penicillin V	118
Meronem	Meropenem	102
Monomycin	Erythromycin	85
Moronal	Nystatin	112
Myambutol	Ethambutol	86
Mycobutin	Rifabutin	125
Nizoral	Ketoconazol	99

Handelsnamen (Auswahl)	Generics	Seite
NN	Gatifloxacin	92
NN	Linezolid	100
Omnicef	Cefdinir	55
Opticef	Cefodizim	59
Oracef	Cefalexin	51
Orelox	Cefpodoximproxetil	65
Paediathrocin	Erythromycin	85
Panoral	Cefaclor	49
Paraxin	Chloramphenicol	74
Peflacin	Pefloxacin	115
Penglobe	Bacampicillin	44
Pentacarinat	Pentamidin	174
Pipril	Piperacillin	119
Podomexef	Cefpodoximproxetil	65
Polymyxin B	Polymyxin B	122
Pseudocef	Cefsulodin	66
Pyrafat	Pyrazinamid	124
Pyrazinamid-Hefa	Pyrazinamid	124
Quinodis	Fleroxacin	87
Refobacin	Gentamicin	93
Rifa	Rifampicin	127
Rocephin	Ceftriaxon	70
Roxigrün	Roxithromycin	128
Rulid	Roxithromycin	128

Handelsnamen (Auswahl)	Generics	Seite
Securopen	Azlocillin	47
Sempera	Itraconazol	97
Simplotan	Tinidazol	186
Sobelin	Clindamycin	77
Spizef	Cefotiam	62
Stanilo	Spectinomycin	130
Stapenor	Oxacillin	114
Staphylex	Flucloxacillin	88
Sterinor	Tetroxoprim/Sulfadiazin	81
Streptomycin „Grünenthal“	Streptomycin	130
Sulfadiazin-Heyl	Sulfadiazin	183
Supracombin	Cotrimoxazol (TMP/SMX)	79
Supracyclin	Doxycyclin	83
Syncillin	Azidocillin	118
Synercid	Quinupristin/Dalfopristin	125
Tardocillin 1200	Benzathin-Penicillin G	116
Targocid	Teicoplanin	133
Tarivid	Ofloxacin	113
Tavanic	Levofloxacin	100
Tazobac	Piperacillin/Tazobactam	121
Tebesium	Isoniazid (INH)	96
Triglobe	Trimethoprim/Sulfadiazin	81
Turixin	Mupirocin	247
Unacid	Ampicillin/Sulbactam	45

Handelsnamen (Auswahl)	**Generics**	**Seite**
Unacid PD oral	Sultamicillin	46
Vancomycin	Vancomycin	137
Vibramycin	Doxycyclin	83
Wilprafen	Josamycin	98
Zagam	Sparfloxacin	129
Zienam	Imipenem/Cilastatin	94
Zinacef	Cefuroxim	72
Zinnat	Cefuroximaxetil	73
Zithromax	Azithromycin	46

3 Leitsätze der Antibiotikatherapie

- Ein Antibiotikum ist kein Antipyretikum. Fieber allein ist keine Indikation für Antibiotikagabe.
- Vor jeder Antibiotikatherapie Versuch einer Erregerisolierung.
- Wenn Antibiotikatherapie in 3–4 Tagen nicht anspricht, vor allem an folgendes denken: Falsche Wahl der Substanz, Substanz erreicht Infektionsort nicht, falscher Erreger (Viren!, Pilze!), Abszeß, Abwehrdefekt des Patienten, Drug-Fieber, Venenkatheter, Blasenkatheter, anderer Fremdkörper.
- Wenn Antibiotikatherapie unnötig, dann sofort absetzen. Je länger Antibiotika gegeben werden, umso größer ist die Gefahr der Selektion resistenter Keime, von Nebenwirkungen und Toxizität.
- Die meisten Lokalantibiotika können durch Antiseptika ersetzt werden (z. B. Betaisodona®, Braunol® etc.).
- Bei jedem unklaren Fieber **müssen** Blutkulturen entnommen werden. Ein negatives Ergebnis ist genauso wichtig wie ein positives, dann liegt mit großer Wahrscheinlichkeit eben keine Sepsis vor. Hinweise zur Blutkulturdiagnostik s. Seite 17.
- Perioperative Antibiotikaprophylaxe so kurz wie möglich. Bei den meisten Eingriffen genügt *eine* Dosis. Hinweise zur perioperativen Antibiotikaprophylaxe s. Seite 232.
- Die Angabe „empfindlich" im Antibiogramm heißt nicht, daß die Substanz auch wirksam sein muß. Bis zu 20% falsch positive oder falsch negative Ergebnisse (methodische Gründe). In vielen bakteriologischen Labors werden keine standardisierten Methoden angewandt.

- Richtige Probenentnahme und Transport (Transportmedien bei Rachenabstrichen, Wundabstrichen etc.) sind Voraussetzung für richtige Diagnostik und somit für die richtige Antibiotikatherapie.
- Ein mikroskopisches Präparat (Eiter, Liquor, Urin etc.) gibt oft schon 1–3 Tage vor dem endgültigen bakteriologischen Befund außerordentlich wertvolle Hinweise auf die Erregerätiologie.
- Antibiotika werden häufig zu lange gegeben. Bei den meisten Erkrankungen genügt 3–5 Tage nach Entfieberung. Antibiotika nicht zu häufig umsetzen! Auch die beste Antibiotika-Kombination erzielt Entfieberung meist erst in 2–3 Tagen.
- Bleiben Sie bei den Antibiotika, mit denen Sie gute klinische Erfahrungen gemacht haben. Die neuesten, meist teuersten Substanzen haben Vorteile meist nur bei wenigen Spezialindikationen und häufig Lücken gegen klassische Infektionserreger (z.B. Chinolone gegen Pneumokokken und Streptokokken!). Lassen Sie sich auch durch den eloquentesten Außendienstmitarbeiter und aufwendige Hochglanzprospekte nicht von Ihrer persönlichen guten klinischen oder praktischen Erfahrung mit Standard-Antibiotika (z.B. Penicillin, Cotrimoxazol, Erythromycin, Tetracycline) abbringen.
- Vor Beginn einer Antibiotika-Therapie Allergien ausschließen! Viele anamnestische sog. Penicillin-Allergien sind allerdings keine Allergien, also im Zweifelsfall unbedingt testen.
- Wechselwirkungen mit anderen, gleichzeitig verabreichten Medikamenten beachten.
- Für eine adäquate Antibiotikatherapie müssen auch die Verhältnisse am Ort der Infektion beachtet werden, z. B. saurer pH oder anaerobes Milieu (z. B. Abszesse). Aminoglykoside wirken beispielsweise nicht bei saurem pH und unter anaeroben Bedingungen.

- Bei Gabe von Antibiotika mit geringer therapeutischer Breite (z.B. Aminoglykoside, Vancomycin) müssen Serumspiegel-Kontrollen durchgeführt werden. Spitzenspiegel: max. 30 min nach Injektion bzw. Infusion, Talspiegel: unmittelbar vor der nächsten Antibiotikagabe.

Antibiotikum	**Sollwerte (mg/l)**	
	Spitzenspiegel	**Talspiegel**
Gentamicin	5–10	<2
Tobramycin	5–10	<2
Netilmicin	5–10	<2
Amikacin	20–30	<10
Vancomycin	20–40	5–10

- Einmaldosierung von Aminoglykosiden. Die Gesamtdosis kann in einer einzigen Dosis (Kurzinfusion, 15–30 min) verabreicht werden. Dabei ist die Bestimmung des Spitzenspiegels nicht mehr notwendig, der Talspiegel sollte <1 mg/l, auf keinen Fall aber >2 mg/l (bei Amikacin >10 mg/l) (Kumulationsgefahr!) liegen. Die Einmalgabe von Aminoglykosiden wird *nicht empfohlen* in der Schwangerschaft, bei Aszites, Meningitis, Endokarditis, Osteomyelitis und Verbrennungen.

Blutkultur-Diagnostik:

- Routinediagnostik: 2 aerobe BK aus der 1. Vene; 1 aerobe BK aus der 2. Vene.
- Bei V.a. auf Anaerobierinfektion: 1 aerobe BK und 1 anaerobe BK aus der 1. Vene; 1 aerobe BK aus der 2. Vene.
- Bei V.a. bakterielle Endokarditis: 3 Blutentnahmen innerhalb der ersten 2–3 Std. aus unterschiedlichen peripheren Venen. 1 aerobe und 1 anaerobe BK aus der 1. Vene; 1 aerobe und 1 anaerobe BK aus der 2. Vene; 2 aerobe BK aus der 3. Vene (= insgesamt 6 BK).

- Bei V.a. Venenkatheterinfektion: 1 Isolator® aus dem Venenkatheter; 1 Isolator® und 2 aerobe BK aus einer peripheren Vene.

Wichtigste Hinweise zur Abnahme:
Sorgfältige Hautdesinfektion (1 Minute!), pro Blutkulturdiagnostik mindestens 30 ml abnehmen, je höher die Blutmenge, umso größer die Ausbeute.

4 Häufigste Fehler bei der Antibiotikatherapie

- Verwendung eines Breitspektrum-Antibiotikums, wenn ein Schmalspektrum-Antibiotikum ausreichen würde
- Zu lange Therapiedauer
- Intravenöse Therapie, wenn eine gleich effektive orale Therapie möglich wäre
- Kombinationstherapie, wenn ein Antibiotikum ausreichend wäre
- Keine Umstellung der Antibiotikatherapie, wenn die Antibiogramme verfügbar sind
- Keine Dosisanpassung bei eingeschränkter Leber- oder Nierenfunktion
- Keine Kenntnis der aktuellen Resistenzsituation und daher Beginn mit dem falschen Antibiotikum
- Beginn der Gabe von Antibiotika oder Antibiotikakombinationen routinemäßig für die schwersten Fälle, so als seien immer Pseudomonas oder oxacillinresistente Staphylokokken die Ursache

5 Wichtige Infektionen – wichtige mikrobiologische Diagnostik

Infektionen	Mikrobiologische Diagnostik
Eitrige Tonsillitis	Rachenabstrich in Transportmedium (nur Suche nach A-Streptokokken!)
Meningismus	Liquorpunktion
Jedes (!) Fieber unklarer Genese	Blutkulturen
Faulig-riechende Infektion (z. B. Sputum, Eiter, Aszites)	Verdacht auf Anaerobier-Infektion (spezielle Transportmedien!, möglichst Eiter, keine Abstriche untersuchen)
Eitrige Wundinfektion	Möglichst Eiter, keine Abstriche einsenden, mindestens aber Wundabstrich aus der Tiefe
Venenkatheterinfektion	Venenkatheterspitze, quantitative Blutkultur (z. B. Isolator®) aus Venenkatheter u. zusätzlich aus peripherer Vene (mindestens 5–10fach höhere Keimzahl aus Venenkatheter spricht für Venenkatheterinfektion)
Nosokomiale Diarrhoe, häufig nach Antibiotika-Therapie	Toxinnachweis und Stuhlkultur auf Clostridium difficile
Peritonitis mit Aszites	Eiter in speziellem Transportmedium (Anaerobier!) wesentlich besser als Abstriche

Infektionen	Mikrobiologische Diagnostik
Chronische Bronchitis mit trockenem Husten	Serologie auf atypische Pneumonieerreger (z. B. Mykoplasmen, Chlamydien)
Atypische Pneumonie bei abwehrgeschwächten Patienten	Serologie auf Legionellen, Nachweis von Legionellen-Urinantigen
Osteomyelitis	Eiter, intraoperatives Material (Aspirat) wesentlich besser als Abstriche
Sekret oder Eiter aus Drainagen	Sekret oder Eiter in Transportmedium, keine Drainagenabstriche (häufige Sekundärkontamination)

6 Zusammenarbeit mit Mikrobiologen

- Suchen Sie sich einen Mikrobiologen als Partner, der Sie von wichtigen Befunden (z. B. A-Streptokokken im Rachenabstrich, Ergebnis mikroskopischer Präparate aus Eiter, Gelenkpunktate etc., positive Blutkulturen) telefonisch oder per Fax orientiert und nicht auf den schriftlichen Befund warten läßt.
- Arbeiten Sie möglichst mit einem Mikrobiologen zusammen, der für Sie einen Hol- und Bringdienst organisiert. Lange Transportwege verschlechtern immer die bakteriologischen Ergebnisse.
- Holen Sie den Mikrobiologen ans Krankenbett. Ein mikrobiologisches Institut, welches keinen infektiologischen Service am Krankenbett liefern kann, bildet keine medizinischen Mikrobiologen, sondern theoretische Mikrobiologen aus. Schreibtischtäter gibt es in der Medizin bereits genug. Auch Chirurgen und Internisten können nur selten Telefondiagnosen stellen.
- Meiden Sie private „Laborgroßfabriken", auch wenn diese billiger arbeiten können, es sei denn, sie befinden sich in Ihrer Nachbarschaft und Sie haben dort einen Kollegen, der Sie gut und individuell auch am Krankenbett beraten kann.
- Meiden Sie Mikrobiologen, die Ihnen für jeden isolierten Keim ein Antibiogramm liefern, dies ist Beschäftigungstherapie und Geldschneiderei. Viele klinische Materialien enthalten Kontaminationskeime, die als Infektionserreger überhaupt nicht in Frage kommen können. Antibiogramme sind unnötig und unsinnig z. B. bei Pneumokokken, Strep-

tokokken der Gruppe A, vergrünenden Streptokokken, Haemophilus influenzae, Anaerobiern, Meningokokken, Gonokokken. Die meisten Pilz-Antibiogramme sind mit Ausnahme von Flucytosin (Sproßpilze) falsch, da die Hemmhofdurchmesser nicht mit der in-vitro-Empfindlichkeit der Sproßpilze korrelierbar sind.

- Füllen Sie den Begleitschein möglichst gut und spezifisch aus und äußern Sie Ihre Wünsche ganz genau. Schreiben Sie beispielsweise auf Ihren Untersuchungsauftrag nicht einfach z.B. „Rachenabstrich – pathogene Keime – Antibiogramm", sondern formulieren Sie Ihren Untersuchungsauftrag so spezifisch wie möglich, also z.B. „Rachenabstrich – β-hämolysierende Streptokokken der Gruppe A – kein Antibiogramm". Das gilt auch für Stuhlproben. Schreiben Sie nicht einfach „Stuhl – pathogene Keime – Antibiogramm", sondern z.B. „Rotaviren, Salmonellen, Shigellen", wenn es sich um einen Säugling oder ein Kleinkind handelt oder z.B. „Salmonellen oder Campylobacter", wenn es sich um einen Erwachsenen handelt, bei dem Rotaviren als Durchfallerreger praktisch nie vorkommen. Es gibt Mikrobiologen, die auch bei Staphylococcus aureus im Rachenabstrich Antibiogramme anfertigen, obwohl S. aureus keine Angina verursacht.
- Bitten Sie Ihren Mikrobiologen, daß er Ihnen mindestens halbjährlich Auswertungen der Resistenzsituation der in Ihrem Fachgebiet 5–6 häufigsten Erreger liefert und zwar ohne sog. Copy strains, also gleicher Erreger vom gleichen Patienten.
- Halten Sie sich bitte ganz genau an die Empfehlungen Ihres Mikrobiologen für Isolierung und Transport von mikrobiologischem Material. Wenn Sie beispielsweise Urin einschicken, der einige Stunden bei Zimmertemperatur herumsteht, können Sie kein vernünftiges Ergebnis erwarten.

Wenn Sie eine Blasenkatheterspitze bzw. -drainagespitze einschicken und nicht Urin bzw. Drainageflüssigkeit, isoliert der Mikrobiologe häufig Kontaminations- und nicht Infektionskeime.

7 Resistenz klinisch wichtiger Erreger

Die Tabelle gibt nur in-vitro-Empfindlichkeiten bzw. Resistenzen an (+ = empfindlich, ± = intermediär, 0 = resistent). In-vitro-Empfindlichkeit bedeutet nicht automatisch auch in-vivo-Wirksamkeit. Die in-vivo, also beim Patienten wirksamen Antibiotika sind im nächsten Kapitel zusammengestellt.

Tabelle 7.1. Resistenz klinisch wichtiger Erreger

	Acinetobacter	Aeromonas	Actinomyces	Bacteroides fragilis	Burkholderia cepacia	Chlamydien	Citrobacter	Clostridien	Corynebacterium jekeium	Enterobacter	Enterococcus faecalis	Enterococcus faecium
Amikacin	0	0	0	0	0	0	±	0	0	+	0	0
Amoxicillin, Ampicillin	0	0	+	0	0	0	±	+	0	0	+	0
Amoxicillin/Clavulansäure	0	+	+	+	0	0	0	+	0	0	+	0
Ampicillin/Sulbactam	+	+	+	+	0	0	0	+	0	0	+	0
Azithromycin	0	0	+	0	0	+	0	+	0	0	0	0
Azlocillin	0	+	+	+	+	0	+	+	0	+	+	±
Aztreonam	0	+	0	0	0	0	+	0	0	+	0	0
Cefaclor	0	±	0	0	0	0	±	+	0	0	0	0
Cefadroxil	0	±	0	0	0	0	0	+	0	0	0	0
Cefalexin	0	±	0	0	0	0	0	+	0	0	0	0
Cefamandol	0	±	0	0	0	0	±	+	0	0	0	0
Cefazolin	0	0	0	0	0	0	0	+	0	0	0	0
Cefdinir	+	+	0	0	0	0	+	+	0	+	0	0
Cefepim	±	+	0	0	±	0	+	+	0	+	0	0
Cefetametpivoxil	0	+	0	0	0	0	±	+	0	0	0	0
Cefixim	0	+	0	0	0	0	+	0	0	±	0	0
Cefodizim	+	+	0	0	0	0	+	+	0	+	0	0
Cefoperazon	0	+	0	0	+	0	+	+	0	+	0	0
Cefotaxim	+	+	0	0	+	0	+	+	0	+	0	0
Cefotiam	0	+	0	0	0	0	±	+	0	±	0	0
Cefoxitin	0	±	0	+	0	0	±	+	0	0	0	0
Cefpodoximproxetil	0	+	0	0	0	0	+	+	0	0	0	0
Ceftazidim	+	+	0	0	+	0	+	+	0	+	0	0
Ceftibuten	0	+	0	0	+	0	+	+	0	±	0	0
Ceftizoxim	+	+	+	±	+	0	+	+	0	+	0	0
Ceftriaxon	+	+	0	0	+	0	+	+	0	+	0	0
Cefuroxim	0	+	0	0	0	0	±	+	0	±	0	0
Chloramphenicol	0	+	+	+	+	+	0	+	0	0	0	0
Ciprofloxacin	+	+	0	0	0	±	+	±	+	+	±	0

Tabelle 7.1 (Fortsetzung)

Escherichia coli	Haemophilus influenzae	Klebsiellen	Legionellen	Listeria monocytogenes	Moraxella catarrhalis	Mycoplasma pneumoniae	Proteus mirabilis	Proteus vulgaris	Providencia	Pseudomonas aeruginosa	Salmonellen	Serratia	Shigellen	Staphylococcus aureus (MSSA)	Staphylococcus aureus (MRSA)	Staphylococcus epidermidis	Stenotrophomonas maltophilia	Streptococcus A, B, C, G	Streptococcus pneumoniae	Streptococcus viridans	Yersinia enterocolitica
+	+	+	0	+	+	0	+	+	+	+	+	+	+	+	0	±	±	0	0	0	+
+	±	0	0	+	±	0	+	0	0	0	+	0	+	±	0	+	0	+	+	+	0
+	+	+	0	+	+	0	+	+	+	0	+	0	+	+	0	+	0	+	+	+	±
+	+	+	0	+	+	0	+	+	+	0	+	0	+	+	0	+	0	+	+	+	±
0	+	0	+	+	+	+	0	0	0	0	0	0	0	+	0	±	0	+	+	+	±
+	±	+	0	+	±	0	+	+	+	+	+	0	+	0	0	0	+	+	+	+	+
+	+	+	0	0	+	0	+	+	+	+	+	+	+	0	0	0	0	0	0	0	+
+	±	+	0	0	+	0	+	0	0	0	0	0	0	+	0	±	0	+	+	+	0
+	0	+	0	0	+	0	+	0	0	0	0	0	0	+	0	±	0	+	+	+	0
+	0	+	0	0	0	0	+	0	0	0	0	0	0	+	0	±	0	+	+	+	0
+	+	+	0	0	+	0	+	±	+	0	0	0	+	+	0	±	0	+	+	+	0
+	+	+	0	0	+	0	+	0	0	0	+	0	+	+	0	±	0	+	+	+	0
+	+	+	0	0	+	0	+	+	+	±	+	+	+	+	0	+	±	+	+	+	+
+	+	+	0	0	+	0	+	+	+	+	+	+	+	+	0	±	0	+	+	+	+
+	+	+	0	0	+	0	+	+	+	0	+	0	0	0	0	0	0	+	+	±	+
+	+	+	0	0	+	0	+	+	+	0	+	±	+	0	0	0	0	+	+	+	+
+	+	+	0	0	+	0	+	+	+	±	+	+	+	+	0	±	0	+	+	+	+
+	+	+	0	0	+	0	+	+	+	±	+	+	+	+	0	±	±	+	+	+	±
+	+	+	0	0	+	0	+	+	+	±	+	+	+	+	0	±	0	+	+	+	+
+	+	+	0	0	+	0	+	±	+	0	+	±	+	+	0	±	0	+	+	+	±
+	+	+	0	0	+	0	+	+	+	0	+	0	+	+	0	±	0	+	+	+	±
+	+	+	0	0	+	0	+	±	+	0	+	0	+	+	0	±	0	+	+	+	+
+	+	+	0	0	+	0	+	+	+	+	+	+	+	+	0	±	±	+	+	+	±
+	+	+	0	0	+	0	+	+	+	0	+	±	+	0	0	0	0	+	±	0	+
+	+	+	0	0	+	0	+	+	+	±	+	+	+	+	0	±	0	+	+	+	+
+	+	+	0	0	+	0	+	+	+	±	+	+	+	+	0	±	0	+	+	+	+
+	+	+	0	0	+	0	+	0	+	0	+	0	+	+	0	±	0	+	+	+	±
+	+	±	0	±	+	+	±	±	±	0	+	0	+	±	0	0	+	+	+	+	+
+	+	+	+	±	+	+	+	+	+	+	+	+	+	+	0	+	+	±	±	±	+

Tabelle 7.1 (Fortsetzung)

	Acinetobacter	Aeromonas	Actinomyces	Bacteroides fragilis	Burkholderia cepacia	Chlamydien	Citrobacter	Clostridien	Corynebacterium jekeium	Enterobacter	Enterococcus faecalis	Enterococcus faecium
Clarithromycin	0	0	+	0	0	+	0	+	0	0	±	±
Clindamycin	0	0	+	+	0	+	0	0	0	0	0	0
Cotrimoxazol	0	+	+	0	+	±	0	+	0	0	±	0
Doxycyclin	0	+	+	±	0	+	0	+	0	0	0	0
Erythromycin	0	0	+	0	0	+	±	±	0	0	0	0
Fleroxacin	±	+	±	0	0	+	+	±	0	+	±	0
Flucloaxcillin	0	0	0	0	0	0	0	0	0	0	0	0
Gatifloxacin	+	+	0	+	±	+	+	+	+	+	+	±
Gentamicin	0	0	0	0	0	0	±	0	0	+	0	0
Imipenem	+	+	+	+	+	0	+	+	0	+	+	±
Levofloxacin	+	+	+	+	±	+	+	±	+	+	+	0
Linezolid	0	0	0	±	0	0	0	+	+	0	+	+
Loracarbef	0	±	0	0	0	0	±	0	0	0	0	0
Meropenem	+	+	+	+	+	0	+	+	0	+	±	0
Metronidazol	0	0	±	+	0	0	0	+	0	0	0	0
Mezlocillin	0	+	+	+	+	0	+	+	0	+	+	±
Moxifloxacin	±	+	0	+	0	+	+	±	+	+	+	±
Netilmicin	0	0	0	0	0	0	±	0	0	+	0	0
Nitrofurantoin	0	+	0	0	0	0	+	0	0	±	±	0
Norfloxacin	0	+	0	0	0	0	+	0	0	+	0	0
Ofloxacin	±	+	±	0	0	+	+	±	+	+	±	0
Pefloxacin	+	+	0	0	0	+	+	0	0	+	0	0
Penicillin	0	0	+	0	0	0	0	+	0	0	0	0
Piperacillin	0	+	+	±	±	0	+	+	0	+	+	±
Piperacillin/Tazobactam	+	+	+	+	±	0	+	+	0	+	+	±
Quinupristin/Dalfopristin	0	0	+	0	0	+	0	+	+	0	±	+
Roxithromycin	0	0	+	0	0	+	0	+	0	0	±	±
Sparfloxacin	+	+	0	±	±	+	+	±	+	+	+	±
Tobramycin	+	0	0	0	0	0	0	0	0	+	0	0
Vancomycin/Teicoplanin	0	0	+	0	0	0	0	+	+	0	+	±

Tabelle 7.1 (Fortsetzung)

Escherichia coli	Haemophilus influenzae	Klebsiellen	Legionellen	Listeria monocytogenes	Moraxella catarrhalis	Mycoplasma pneumoniae	Proteus mirabilis	Proteus vulgaris	Providencia	Pseudomonas aeruginosa	Salmonellen	Serratia	Shigellen	Staphylococcus aureus (MSSA)	Staphylococcus aureus (MRSA)	Staphylococcus epidermidis	Stenotrophomonas maltophilia	Streptococcus A, B, C, G	Streptococcus pneumoniae	Streptococcus viridans	Yersinia enterocolitica
0	+	0	+	+	+	+	0	0	0	0	0	0	0	+	0	+	0	+	+	+	0
0	0	0	0	±	0	0	0	0	0	0	0	0	0	+	0	0	0	+	+	+	0
+	+	0	+	+	+	0	+	0	+	0	+	±	+	+	0	±	+	+	+	0	+
±	+	0	+	+	+	+	0	0	0	0	±	0	±	±	0	0	0	±	+	+	+
0	±	0	+	+	+	+	0	0	0	0	0	0	0	±	0	±	0	+	+	+	0
+	+	+	+	0	+	+	+	+	+	+	+	+	+	+	±	+	±	±	±	0	+
0	0	0	0	0	0	0	0	0	0	0	0	0	0	+	0	±	0	+	+	+	0
+	+	±	+	+	+	+	+	+	±	±	+	±	+	+	0	+	+	+	+	+	+
+	+	+	0	+	+	0	+	+	+	+	+	+	+	+	0	±	0	0	0	0	+
+	+	+	+	+	+	0	+	+	+	+	+	+	+	+	0	+	0	+	+	+	+
+	+	+	+	±	+	+	+	+	+	+	+	+	+	+	0	+	±	+	+	±	+
0	±	0	+	±	±	+	0	0	0	0	0	0	0	+	+	+	0	+	+	+	0
+	+	+	0	0	+	0	+	0	0	0	0	0	0	+	0	±	0	+	+	+	0
+	+	+	+	+	+	0	+	+	+	+	+	+	+	+	0	+	0	+	+	+	+
0	0	0	0	0	0	0	0	0	0	0	0	0	0	0	0	0	0	0	0	0	0
+	+	+	0	+	0	0	+	+	+	±	+	+	+	0	0	0	0	+	+	+	+
+	+	+	+	+	+	+	+	+	±	±	+	±	+	+	±	+	±	+	+	+	+
+	+	+	0	+	+	0	+	+	+	+	+	+	+	+	0	±	0	0	0	0	+
+	+	±	0	0	0	0	0	0	0	0	+	0	0	+	0	+	0	+	+	+	0
+	+	+	+	0	+	0	+	+	+	±	+	+	+	±	0	±	0	0	0	0	+
+	+	+	+	±	+	+	+	+	+	+	+	+	+	+	0	+	±	±	±	±	+
+	+	+	+	±	+	0	+	+	+	+	+	+	+	+	0	+	+	0	0	0	+
+	±	0	0	+	0	0	+	0	0	0	±	0	0	0	0	0	0	+	+	+	0
+	+	±	0	+	±	0	+	+	+	+	+	±	+	±	0	±	±	+	+	+	+
+	+	+	0	+	+	0	+	+	+	+	+	+	+	+	0	+	±	+	+	+	+
0	±	0	+	+	+	+	0	0	0	0	0	0	0	+	+	+	0	+	+	+	0
0	+	0	+	+	+	+	0	0	0	0	0	0	0	+	0	+	0	+	+	+	0
+	+	+	+	+	+	+	+	+	+	±	+	+	+	±	+	+	+	+	+	+	+
+	+	+	0	+	+	0	+	+	+	+	+	+	+	+	0	±	0	0	0	0	+
0	0	0	0	+	0	0	0	0	0	0	0	0	0	+	+	+	0	+	+	+	0

8 Häufigste Erreger – Antibiotikaauswahl

Tabelle 8.1. Häufigste Erreger – Antibiotikaauswahl

Erreger	1. Wahl [1]	Alternativen
Acinetobacter baumannii	Amoxicillin/Clavulansäure, Ampicillin/Sulbactam, Carbapeneme	Cotrimoxazol, Chinolone
Actinomyces israelii	Penicillin G, Ampicillin	Doxycyclin, Makrolide
Aeromonas hydrophila	Chinolone	Cotrimoxazol
Alcaligenes xylosoxidans	Carbapeneme, Ceftazidim	Cotrimoxazol, AP-Penicilline [2]
Aspergillus Spezies	Amphotericin B ± 5-Flucytosin	Itraconazol
Bacillus anthracis	Penicillin G	Makrolide, Tetracycline
Bacillus cereus, subtilis	Vancomycin, Clindamycin	Carbapeneme, Chinolone
Bacteroides fragilis	Metronidazol	Clindamycin, Ampicillin/Sulbactam, Amoxicillin/Clavulansäure

[1] bis Antibiogramm vorliegt

[2] Antipseudomonas-Penicilline: Piperacillin, Mezlocillin, Azlocillin

Tabelle 8.1 (Fortsetzung)

Erreger	1. Wahl[1]	Alternativen
Bartonellen	Makrolide, Chinolone	Doxycyclin
Bordetella Spezies	Makrolide	Cotrimoxazol, Ampicillin
Borrelia burgdorferi	Penicillin, Doxycyclin, Ceftriaxon	Cefuroximaxetil, Cefpodoximproxetil, Amoxicillin, Makrolide
Brucellen	Doxycyclin + Rifampicin, Doxycyclin + Aminoglykosid	Cotrimoxazol + Aminoglykosid
Burkholderia cepacia	Cotrimoxazol, Ciprofloxacin	Ceftazidim, Carbapeneme
Campylobacter Spezies	Makrolide	Tetracycline, Chinolone
Candida Spezies	Imidazole	Amphotericin B ± 5-Flucytosin
Chlamydien	Tetracycline	Makrolide, Chinolone (Gr. III, IV)
Citrobacter Spezies	Carbapeneme	Chinolone, Aminoglykoside, Cephalosporine (3. Gen)
Clostridium difficile	Metronidazol	Vancomycin
Clostridium Spezies	Penicillin G	Tetracycline, Cephalosporine, Clindamycin, Carbapeneme
Corynebacterium diphtheriae	Penicillin G + Antitoxingabe	Makrolide, Clindamycin

Tabelle 8.1 (Fortsetzung)

Erreger	1. Wahl[1]	Alternativen
Corynebacterium jeikeium	Vancomycin, Teicoplanin	Chinolone
Coxiella burnetii	Doxycyclin	Chinolone
Eikenella corrodens	Ampicillin/Sulbactam, Amoxicillin/Clavulansäure	Tetracycline, Chinolone
Enterobacter Spezies	Carbapeneme, Aminoglykoside	Piperacillin/Tazobactam, Chinolone
Enterococcus faecalis	Ampicillin (± Aminoglykosid[3])	Vancomycin, Teicoplanin ± Netilmicin
Enterococcus faecium	Vancomycin, Teicoplanin	Quinupristin/Dalfopristin
Enterococcus faecium (VRE)[4]	Quinupristin/Dalfopristin, Chloramphenicol	Linezolid, Ampicillin + Ciprofloxacin ± Gentamicin, Ampicillin + Imipenem
Escherichia coli	Ampicillin, Amoxicillin	Cephalosporine (2./3. Gen.), Chinolone
Flavobacterium meningosepticum	Vancomycin + Rifampicin	Cotrimoxazol, Ciprofloxacin
Francisella tularensis	Aminoglykoside	Tetracycline
Fusobakterien	Penicillin G	Metronidazol, Clindamycin

[3] bei „high-level Aminoglykosidresistenz“: Ampicillin + Vancomycin, Rifampicin + Vancomycin

[4] VRE = Vancomycin resistent

Tabelle 8.1 (Fortsetzung)

Erreger	1. Wahl[1]	Alternativen
Gardnerella vaginalis	Metronidazol	Amoxicillin, Ampicillin, Clindamycin
Gonokokken	Penicillin G, Cephalosporine (2./3. Gen.)	Chinolone, Spectinomycin
Haemophilus influenzae	Cephalosporine, Ampicillin ± Sulbactam, Amoxicillin ± Clavulansäure	Cotrimoxazol
Helicobacter pylori	Amoxicillin, Clarithromycin	Metronidazol
Kingella kingae	Penicillin G, Ampicillin	Cephalosporine, Aminoglykoside
Klebsiellen	Cephalosporine (3. Gen.)	Aminoglykoside, Chinolone
Laktobazillen	Clindamycin, Erythromycin	Gentamicin, Tobramycin
Legionella pneumophila	Makrolide ± Rifampicin	Ciprofloxacin ± Rifampicin, Chinolone (Gr. III) ± Rifampicin
Leptospiren	Penicillin G	Tetracycline
Listerien	Ampicillin ± Aminoglykoside	Penicillin G, Cotrimoxazol
Meningokokken	Penicillin G	Cefotaxim, Ceftriaxon
Moraxella catarrhalis	Ampicillin/Sulbactam, Amoxicillin/Clavulansäure, Cotrimoxazol	Makrolide, Chinolone, Oralcephalosporine (2./3. Gen.)

Tabelle 8.1 (Fortsetzung)

Erreger	1. Wahl[1]	Alternativen
Morganellen	Cephalosporine (3. Gen.)	Ampicillin/Sulbactam, Amoxicillin/Clavulansäure, Chinolone, Carbapeneme, Aminoglykoside
Mycoplasma pneumoniae	Makrolide	Tetracycline, Chinolone (Gr. III, IV)
Nokardien	Cotrimoxazol	Minocyclin, Amikacin
Pasteurella multocida	Penicillin G	Cephalosporine (2./3. Gen.), Tetracycline, Cotrimoxazol
Peptostreptokokken	Penicillin G	Clindamycin, Cephalosporine
Pneumokokken	Penicillin G	Makrolide, Cephalosporine
Propionibakterien	Penicillin G	Tetracycline, Clindamycin
Proteus mirabilis	Ampicillin	Cephalosporine, Cotrimoxazol
Proteus vulgaris	Cephalosporine (3. Gen.)	Ampicillin/Sulbactam, Amoxicillin/Clavulansäure, Chinolone, Carbapeneme
Providencia Spezies	Cephalosporine (3. Gen.)	Chinolone, Cotrimoxazol
Pseudomonas aeruginosa	AP-Penicilline[2], AP-Cephalosporine[5]	Tobramycin, Chinolone, Carbapeneme

[5] Antipseudomonas-Cephalosporine: Ceftazidim, Cefsulodin, Cefepim

Tabelle 8.1 (Fortsetzung)

Erreger	1. Wahl[1]	Alternativen
Rickettsien	Tetracycline	Makrolide, Chloramphenicol
Salmonella typhi/paratyphi	Amoxicillin	Chinolone, Ceftriaxon, Cotrimoxazol
Salmonella enteritidis	keine Antibiotika-therapie	–
Serratia marcescens	Cephalosporine (3. Gen.), Chinolone	Carbapeneme
Shigellen	Cotrimoxazol	Ampicillin, Chinolone
Staphylokokken (MSSA)[6]	Flucloxacillin	Cephalosporine (1./2. Gen.)
Staphylokokken (MRSA)[7]	Vancomycin, Teicoplanin	Quinupristin/Dalfopristin[8]
Staphylokokken (MRSE)[9]	Vancomycin, Vancomycin + Flucloxacillin	Teicoplanin, Quinupristin/Dalfopristin
Staphylokokken (GISA)[10]	Vancomycin + Flucloxacillin	Vancomycin + Gentamicin, Ampicillin/Sulbactam

[6] Methicillin-(=Oxacillin-)empfindlich
[7] Methicillin-(=Oxacillin-)resistent
[8] weitere Alternativen: Fusidinsäure + Rifampicin, Cotrimoxazol ± Fusidinsäure o. Rifampicin, Minocyclin, Fosfomycin + Cefotaxim, Cotrimoxazol i.v., Nitrofurantoin bei HWI
[9] Methicillin-(=Oxacillin-)resistente S. epidermidis
[10] Glykopeptid-(=Vancomycin, Teicoplanin) intermediär empfindlich

Tabelle 8.1 (Fortsetzung)

Erreger	1. Wahl[1]	Alternativen
Stenotrophomonas maltophilia	Cotrimoxazol	Chinolone, Minocyclin
Streptokokken (aerob und anaerob)	Penicillin G	Cephalosporine, Makrolide
Treponema pallidum	Penicillin G	Doxycyclin, Erythromycin, Ceftriaxon
Ureaplasma	Tetracycline	Makrolide
Vibrionen	Tetracycline	Cotrimoxazol, Chinolone
Yersinia enterocolitica	Tetracycline, Chinolone	Cotrimoxazol

9 Antibiotika, Antimykotika: Spektrum – Dosierung – Nebenwirkungen

Amikacin	Biklin®

Spektrum:

Grampositive (Staphylokokken, nicht: Pneumokokken, Streptokokken, Enterokokken), gramnegative Keime, insbesondere gentamicinresistente Erreger

Dosierungen:

• Erwachsene	15 mg/kg/die verteilt auf 1–3 Dosen i.m., i.v. vorzugsweise 30–60 min Kurzinfusion Harnweginfektionen: 7,5 mg/kg/die i.m. verteilt auf 1–2 Dosen
• Kinder (>1. Lebensjahr)	15 mg/kg/die i.m., i.v. verteilt auf 1–3 Dosen
• Neugeborene (<1 Lebenswoche)	initial 1×10 mg/kg i.m., i.v., dann 15 mg/kg/die i.v., i.m. verteilt auf 2 Dosen (auch bei Körpergewicht unter 1200 g)
• Neugeborene (>1 Lebenswoche)	initial 1×10 mg/kg i.v., i.m., dann 15 mg/kg/die i.v., i.m. verteilt auf 3 Dosen, ab 4. Lebenswoche Einmaldosierung möglich

Bei Niereninsuffizienz (Erwachsene)

GFR	Krea	Max. Dos. (g)	DI (h)
120	0,8	0,25	6
45	2,0	0,125	8
18	3,5	0,125	12
8	6,0	0,1	12

GFR	Krea	Max. Dos. (g)	DI (h)
2	15,5	0,125[1]	24
0,5		0,125[1]	24–48[2]

[1] in lebensbedrohlichen Fällen Initialdosis von 0,5 g
[2] 2–3 Hämodialysen/Woche werden in diesen Fällen für erforderlich gehalten. 1 Normaldosis initial

Bei Niereninsuffizienz (Kinder)

GFR	Dosis (% der Normaldosis)
40	40 (2 Einzeldosen)
20	25 (2 Einzeldosen); LD 10 mg/kg
10	20 (2 Einzeldosen); LD 7,5 mg/kg
Anurie	10 (1 Einzeldosis); LD 5 mg/kg bzw. 33 n. HD; LD = Loading Dose

Nebenwirkungen:
Nephrotoxizität und Ototoxizität insbesondere bei langer Therapiedauer (>10 Tage), hoher Dosierung (mehr als 15 g, >32 µg/ml Spitzenspiegel, >10 µg/ml Talspiegel), vorangegangener Aminoglykosid-Therapie und gleichzeitiger Gabe von Furosemid oder Etacrynsäure. Eosinophilie, Arthralgie, Fieber, Exanthem, neuromuskuläre Blockade

Kontraindikationen:
Parenterale Gabe im 1. Trimenon der Schwangerschaft, ab 4. Schwangerschaftsmonat nur bei vitaler Indikation

Bemerkungen:
Aminoglykosid der Wahl bei gentamicinresistenten Keimen und bei Serratia. Aminoglykosid-Lösungen nicht mit Penicilli-

nen oder Cephalosporinen mischen (Inaktivierung der Aminoglykoside)

Amoxicillin Amoxypen®, Clamoxyl®

Spektrum:

Grampositive, gramnegative Bakterien, besonders H. influenzae, ampicillinresistente H. influenzae seit 1974 insbesondere in Amerika; nicht S. aureus!

Dosierungen:

- Erwachsene Kinder >6 Jahre: 3–4×750 mg p.o.
- Kinder <6 Jahre: 40–50(–100) mg/kg/die verteilt auf 3 bis 4 Dosen

Bei Niereninsuffizienz (Erwachsene)

GFR	Krea	Max. Dos. (g)	DI (h)
120	0,8	2	8
45	2,0	2	8
18	3,5	2	12
8	6,0	1	12
2	15,5	1	12
0,5		1	24

Bei Niereninsuffizienz (Kinder)

GFR	Dosis (% der Normaldosis)
40	100
20	60 (2 Einzeldosen)
10	30 (2 Einzeldosen)
Anurie	15 (1 Einzeldosis) bzw. 30 n. HD

Nebenwirkungen:

Gastrointestinale Symptome, Durchfall, Exanthem (durchschnittl. 8%, speziell bei Patienten mit infektiöser Mononukleose und anderen Viruserkrankungen, lymph. Leukämie), Fieber, selten Transaminasenerhöhung, interstitielle Nephritis

Kontraindikationen:

Penicillin-Allergie, infektiöse Mononukleose und chronische lymphatische Leukämie (in >50% Exantheme)

Bemerkungen:

2–3fach besser resorbiert als Ampicillin

Amoxicillin/ Clavulansäure — Augmentan®

Spektrum:

Grampositive, gramnegative Bakterien, besonders H. influenzae, ampicillinresistente H. influenzae seit 1974 insbesondere in Amerika, β-Laktamasebildner, Anaerobier

Dosierungen:

• Erwachsene	3×625–1250 mg p.o. 3–4×1,2–2,2 g i.v.
• Kinder (>1. Lebensjahr)	37,5–50 mg/kg/die p.o. verteilt auf 3 Dosen 60–96 mg/kg/die i.v. verteilt auf 3 Dosen
• Säuglinge (<3. Lebensmonat)	88 mg/kg/die i.v. verteilt auf 2 Dosen
• Säuglinge (>3. Lebensmonat)	60–96 mg/kg/die i.v. verteilt auf 2–3 Dosen
Bei Niereninsuffizienz (Erwachsene)	Bei einer Kreatinin-Clearance von 30–10 ml/min 1,2 g i.v. initial, dann 600 mg i.v. alle 12 Stunden, bei einer Kreatinin-Clearance <10 ml/min initial 1,2 g i.v., dann 600 mg i.v. alle 24 Stunden. Bei Hämodialyse initial 1,2 g i.v., am Ende der Hämodialyse zusätzlich 600 mg i.v.

Bei Niereninsuffizienz (Kinder)	GFR	Dosis (% der Normaldosis)
	40	100
	20	25 (2 Einzeldosen)
	10	25 (2 Einzeldosen)
	Anurie	10 (1 Einzeldosis) bzw. 30 n. HD

Nebenwirkungen:

Gastrointestinale Symptome, Durchfall, Exanthem durchschnittlich 1–2% (bei Patienten mit infektiöser Mononukleose, anderen Viruserkrankungen und lymph. Leukämie häufiger); Fieber, selten Transaminasenerhöhung, interstitielle Nephritis; pos. Coombs-Test, Cholestase, Ikterus

Kontraindikationen:

Penicillinallergie, infektiöse Mononukleose und lymphatische Leukämie (Exanthembildung), Anwendung in der Schwangerschaft nur unter sorgfältiger Nutzen-Risikoabwägung

Amphotericin B — Amphotericin B „Squibb"®, AmBisome®

Spektrum:

Gut wirksam bei vielen Candida-Arten, Aspergillen, Histoplasmose, Sporotrichose, Cryptococcose, Blastomykose u.a., nicht bei Dermatophyten

Dosierungen:

- Erwachsene und Kinder: Initialdosis von 0,1–0,25 mg/kg/die i.v., Dosissteigerung täglich um 0,1 bis 0,25 mg/kg bis auf eine Gesamttagesdosis von 0,6–1 mg/kg/die i.v., bei lebensbedrohlicher Infektion sofort mit 0,5–1 mg/kg/die i.v. beginnen,

	auch in der Kombination mit 5-FC. AmBisome® bis 3 mg/kg/die steigern. Kombination mit Flucytosin: 1. Tag: 100–150 mg/kg/die Flucytosin + 0,1 mg/kg/die Amphotericin B, 2. Tag: 150 mg/kg/die Flucytosin + 0,2 mg/kg/die Amphotericin B, ab 3. Tag: 150 mg/kg/die Flucytosin + 0,3 mg/kg/die Amphotericin B. Empfindlichkeit gegen Flucytosin testen!
Bei Niereninsuffizienz (Erwachsene und Kinder)	Die Gabe von Amphotericin B bei einem auch völlig niereninsuffizienten Patienten führt zu keiner Kumulation

Nebenwirkungen:

Fieber, Schüttelfrost, Erbrechen, Thrombophlebitis, Nephrotoxizität (mit Hämaturie, Proteinurie, Azotämie, Hyperkaliurie, Hypokaliämie u.a.), selten Arrhythmien (bis zum Herzstillstand), Blutbildungsstörungen, Hepatotoxizität, Rückenschmerzen (bei liposomalem Amphotericin B)

Kontraindikationen:

Drohendes Nierenversagen und Kombination mit anderen nephrotoxischen Medikamenten, in der Schwangerschaft und Stillperiode nur bei vitaler Indikation

Bemerkungen:

Laufende Kontrolle von Harnstoff, Kreatinin, Kalium, Magnesium, Blutbild und Leberfunktion nötig, Hyponatriämieausgleich vermindert die Nephrotoxizität, Heparin (1000 IE.) zur Infusionslösung verringert die Thrombophlebitisgefahr, bei Fieberreaktionen Gabe von Kortikosteroiden, bei beginnender Nierenschädigung (Serum-Krea >3 mg/dl) Therapieunterbrechung bis zur Normalisierung des Serum-Kreatinins. Als neueres Mittel ist liposomales Amphotericin B (AmBisome®) auf dem Markt, damit kann eine höhere Dosierung (1–3 mg/kg/die) gewählt werden mit weniger, aber den gleichen Nebenwirkungen. Kein synergistischer Effekt mit 5-FC

Ampicillin Binotal®

Spektrum:

Grampositive, gramnegative Bakterien, besonders H. influenzae, ampicillinresistente H. influenzae seit 1974 insbesondere in Amerika; nicht S. aureus!

Dosierungen:

• Erwachsene	4×(0,5–)1 g p.o. 150–200 mg/kg/die i.v.
• Kinder (>1. Lebensjahr)	50–100 mg/kg/die p.o. verteilt auf 4 Dosen 100–400 mg/kg/die i.v. verteilt auf 4 Dosen
• Neugeborene (<1 Lebenswoche)	25–50 mg/kg/die p.o. verteilt auf 3–4 Dosen (bei Körpergewicht unter 1200 g: 25–50 mg/kg/die verteilt auf 2 Dosen) 50 mg/kg/die i.m., i.v. verteilt auf 2 Dosen bei Meningitis 150 mg/kg/die i.v. verteilt auf 3 Dosen
• Neugeborene (>1 Lebenswoche)	25–50 mg/kg/die p.o. verteilt auf 3–4 Dosen (bei Körpergewicht unter 1200 g: 25–50 mg/kg/die verteilt auf 2 Dosen) 100 mg/kg/die i.m., i.v. verteilt auf 3 Dosen bei Meningitis 300 mg/kg/die i.v. verteilt auf 4 Dosen

Bei Niereninsuffizienz (Erwachsene)

GFR	Krea	Max. Dos. (g)	DI (h)
120	0,8	4	6
45	2,0	4	6
18	3,5	2	6
8	6,0	1	8
2	15,5	1	12
0,5		1	24[1]

[1] 2–3 Hämodialysen/Woche werden in diesen Fällen als erforderlich vorausgesetzt. 1 Normaldosis initial

Bei Niereninsuffizienz (Kinder)

GFR	Dosis (% der Normaldosis)
40	100
20	50 (3 Einzeldosen)
10	25 (3 Einzeldosen)
Anurie	15 (1–2 Einzeldosen) bzw. 30 n. HD

Nebenwirkungen:

Gastrointestinale Symptome, Durchfall, Exanthem (durchschnittlich 8%, speziell bei Patienten mit infektiöser Mononukleose und anderen Viruserkrankungen, lymph. Leukämie), Fieber, selten Transaminasenerhöhung, interstitielle Nephritis (2,8 mval Natrium/g)

Kontraindikationen:

Penicillinallergie, infektiöse Mononukleose und chronische lymphatische Leukämie (in >50% Exantheme)

Bemerkungen:

Eine Alternative zur oralen Therapie ist Bacampicillin (Penglobe®, Ambacamp 800®), das 2–3fach besser resorbiert wird als Ampicillin und daher weniger gastrointestinale Nebenwirkungen hat

Dosierungen:

• Erwachsene	2–3×800 mg p.o.
• Kinder (>1. Lebensjahr)	30–50 mg/kg/die p.o. verteilt auf 2–3 Dosen

Ampicillin/ Sulbactam — Unacid®

Spektrum:

Grampositive, gramnegative Bakterien, besonders H. influenzae, ampicillinresistente H. influenzae seit 1974 insbesondere in Amerika, β-Laktamasebildner, Anaerobier

Dosierungen:

• Erwachsene	3–4×0,75–3 g i.v., i.m.
• Kinder (ab 2. Lebenswoche)	150 mg/kg/die i.v. verteilt auf 3–4 Dosen
• Frühgeborene und • Neugeborene in der 1. Lebenswoche	75 mg/kg/die i.v., verteilt auf 2 Dosen

Bei Niereninsuffizienz (Erwachsene)

GFR	Krea	Max. Dos. (g)	DI (h)
120	0,8	3	6
45	2,0	3	8
18	3,5	3	12
8	6,0	3	24
2	15,5	3	24

Bei Niereninsuffizienz (Kinder)

GFR	Dosis (% der Normaldosis)
40	75 (3 Einzeldosen)
20	50 (2 Einzeldosen)
10	30 (2 Einzeldosen)
Anurie	10 (1 Einzeldosis)

Nebenwirkungen:
Gastrointestinale Symptome, Durchfall, Exanthem (durchschnittlich 8%, speziell bei Patienten mit infektiöser Mononukleose und anderen Viruserkrankungen, lymph. Leukämie), Fieber, selten Transaminasenerhöhung, interstitielle Nephritis

Kontraindikationen:
Penicillinallergie, infektiöse Mononukleose und lymphatische Leukämie (Exanthembildung), Anwendung in der Schwangerschaft und Stillzeit nur unter sorgfältiger Nutzen-Risikoabwägung

Bemerkungen:
Das orale Mittel ist als Sultamicillin (Unacid PD®) im Handel.
Dosierung: Erwachsene: 2×375-750 mg p.o.,
Kinder (<30 kg): 50 mg/kg/die, verteilt auf 2 Dosen

Azithromycin Zithromax®

Spektrum:
Grampositive Erreger, insbesondere Staphylokokken, Streptokokken, Pneumokokken, Corynebact. diphtheriae, Mykoplasmen, B. pertussis, Legionellen, Chlamydien, H. influenzae, Gonokokken, Borrelia burgdorferi, Campylobacter, relativ häufig resistente Staphylokokken

Dosierungen:

• Erwachsene	1. Tag 1×500 mg p.o. 3 Tage lang (Einnahme getrennt von den Mahlzeiten). Die Gesamtdosis von 1,5 g (Kinder 30 mg/kg) kann auch über 5 Tage gegeben werden
• Kinder	1×10 mg/kg p.o. 3 Tage lang
Bei Niereninsuffizienz	Bei Patienten mit eingeschränkter Nierenfunktion ist bis zu einer Kreat.-

Clearance von ⩾40 ml/min keine Dosisreduktion erforderlich

Nebenwirkungen:

3–6% gastrointestinale Nebenwirkungen, selten Anstieg von Leberfunktionsparametern, bei hohen Dosen Hörstörungen, Schwindel, Ohrgeräusche

Kontraindikationen:

Stark eingeschränkte Leberfunktion

Bemerkungen:

Bei urogenitalen Chlamydien- oder Gonokokkeninfektionen einmalig 1 g Azithromycin in einer Einzeldosis

Azlocillin Securopen®

Spektrum:

Nicht S. aureus (!), speziell Ps. aeruginosa, Proteus Spezies, E. coli, Enterobacter Spezies, nicht Klebsiellen, besser als Ticarcillin, insbesondere gegen Ps. aeruginosa

Dosierungen:

- Erwachsene: 3–4×2–5 g i.v. (vorwiegend indiziert bei Pseudomonasinfektionen)
- Kinder (>1. Lebensjahr): 200–300 mg/kg/die i.v. verteilt auf 4 Dosen
- Neugeborene (<1 Lebenswoche): 100–200 mg/kg/die i.v. verteilt auf 2–3 Dosen
- Neugeborene (>1 Lebenswoche): 300 mg/kg/die i.v. verteilt auf 3 Dosen

Bei Niereninsuffizienz (Erwachsene)

GFR	Krea	Max. Dos. (g)	DI (h)
120	0,8	5	6–8
45	2,0	5	8
18	3,5	4	12
8	6,0	3,5	12
2	15,5	3,5	12

Nebenwirkungen:

Hauterscheinungen, Diarrhoe, gastrointestinale Symptome, Geschmacks- und Geruchsirritation, Fieber, Leukozytendepression, vorübergehender Transaminasenanstieg, Eosinophilie, vereinzelt verlängerte Blutungszeiten

Kontraindikationen:

Penicillinallergie

Aztreonam — Azactam®

Spektrum:

Sehr gute in-vitro-Aktivität gegen gramnegative Keime, einschl. Pseudomonas aeruginosa, unwirksam gegen grampositive Keime und Anaerobier

Dosierungen:

- Erwachsene: 2–4×1–2 g i.v., i.m. nur bis 3×1 g
- Kinder (>1. Lebensjahr): 45–90(–120) mg/kg/die i.v. in 3–4 Dosen

Bei Niereninsuffizienz (Erwachsene)

GFR	Krea	Max. Dos. (g)	DI (h)
120	0,8	2	6
45	2,0	2	8
18	3,5	2	12
8	6,0	1	12
2	15,5	1	12
0,5		1	24[1]

[1] 2–3 Hämodialysen/Woche werden in diesen Fällen als erforderlich vorausgesetzt. 1 Normaldosis initial

Bei Niereninsuffizienz (Kinder)	GFR	Dosis (% der Normaldosis)
	40	75 (3 Einzeldosen)
	20	50 (2 Einzeldosen)
	10	25 (2 Einzeldosen)
	Anurie	15 (1 Einzeldosis)

Nebenwirkungen:
Blutbildveränderungen, Hautreaktionen, Leber-/Gallenwegsreaktionen, gastrointestinale Störungen, Phlebitis

Kontraindikationen:
Schwangerschaft, Stillperiode

Bemerkungen:
Bei schweren Lebererkrankungen Dosisreduktion auf 1/4–1/5 der Normaldosis. Selten Kreuzallergie mit Penicillinen oder Cephalosporinen

Cefaclor — Panoral®, Kefspor®

Spektrum:
Grampositive (nicht Enterokokken), gramnegative Bakterien (besonders E. coli, Proteus mirabilis, Klebsiella), nicht bei Pseudomonas, Serratia, indol-pos. Proteus, Enterobacter, Acinetobacter

Dosierungen:

• Erwachsene	3×0,5 g p.o. (Streptokokken, Pneumokokken) 3×1 g p.o. (gramneg. Erreger und S. aureus)
• Kinder (>1. Lebensjahr)	(20–)40 mg/kg/die p.o. verteilt auf 3 Dosen
• Neugeborene	30(–50) mg/kg/die p.o. verteilt auf 3 Dosen

Bei Niereninsuffizienz (Erwachsene und Kinder)	Cefaclor kann bei eingeschränkter Nierenfunktion ohne Dosisanpassung verabreicht werden. Bei Hämodialysepatienten muß die Normaldosis von Cefaclor nicht verändert werden

Nebenwirkungen:
Übelkeit, Erbrechen, Durchfall, Allergien. Selten: Eosinophilie, Leukopenie, Transaminasenanstieg, interstitielle Nephritis, Kopfschmerzen

Kontraindikationen:
Cephalosporinallergie

Bemerkungen:
Bei bekannter anaphylaktischer Reaktion auf Penicilline nicht anwenden. Cave! Gleichzeitige Furosemidgabe erhöht die Nephrotoxizität

Cefadroxil — Grüncef®, Bidocef®

Spektrum:
Grampositive (nicht Enterokokken!), gramnegative Bakterien (besonders E. coli, Proteus mirabilis, Klebsiella), nicht bei Pseudomonas, Serratia, indol-pos. Proteus, Enterobacter, Acinetobacter, weniger wirksam bei grampos. u. gramneg. Erregern als Cefalotin

Dosierungen:

• Erwachsene	2×1 g p.o. (Pneumokokken, Streptokokken, S. aureus) 2×1(–2)g p.o. (gramnegative Erreger) 1×1 g p.o. (Tonsillitis)
• Kinder (>1. Lebensjahr)	50(–100) mg/kg/die p.o. verteilt auf 2 Dosen; bei Tonsillitis $\frac{1}{2}$ Dosis 1× tgl.
• Neugeborene (>1 Lebensmonat)	50 mg/kg/die p.o. verteilt auf 2 Dosen

Bei Niereninsuffizienz (Erwachsene)	GFR	Max. Dos. (g)	DI (h)
	>50	1,0	12
	25–50	0,5	12
	10–12	0,5	24
	0–10	0,5	36

Bei Niereninsuffizienz (Kinder)	GFR	Dosis (% der Normaldosis)
	40	50 (2 Einzeldosen)
	20	35 (1 Einzeldosis)
	10	25 (1 Einzeldosis)
	Anurie	15 (1 Einzeldosis)

Nebenwirkungen:
Übelkeit, Erbrechen, Durchfall, Allergien. Selten: Eosinophilie, Leukopenie, Transaminasenanstieg, interstitielle Nephritis, Kopfschmerzen

Kontraindikationen:
Cephalosporinallergie

Bemerkungen:
Bei bekannter anaphylaktischer Reaktion auf Penicilline nicht anwenden. Cave! Gleichzeitige Furosemidgabe erhöht die Nephrotoxizität. Resorption durch gleichzeitige Nahrungsaufnahme nicht beeinflußt

Cefalexin — Ceporexin®, Oracef®

Spektrum:
Grampositive (nicht Enterokokken!), gramnegative Bakterien (besonders E. coli, Proteus mirabilis, Klebsiella), nicht bei Pseudomonas, Serratia, indol-pos. Proteus, Enterobacter, Acinetobacter, H. influenzae

Dosierungen:

• Erwachsene	4×0,5 g p.o. (Streptokokken, Pneumokokken: nur bei Penicillinallergie) 4×1 g p.o. (Staphylokokken) 4×1,5 g p.o. (gramneg. Erreger)
• Kinder (>1. Lebensjahr)	50(–100) mg/kg/die p.o. verteilt auf 4 Dosen
• Neugeborene	40–60 mg/kg/die p.o. verteilt auf 3 Dosen

Bei Niereninsuffizienz (Erwachsene)

GFR	Max. Dos. (g)	DI (h)
>30	0,5	4–6
15–30	0,5	8–12
4–15	0,5	24

Bei Niereninsuffizienz (Kinder)

GFR	Dosis (% der Normaldosis)
40	100
20	50 (2 Einzeldosen)
10	25 (1 Einzeldosis)
Anurie	20 (1 Einzeldosis)

Nebenwirkungen:

Übelkeit, Erbrechen, Durchfall, Allergien. Selten: Eosinophilie, Leukopenie, Transaminasenanstieg, interstitielle Nephritis, Kopfschmerzen

Kontraindikationen:

Cephalosporinallergie

Bemerkungen:

Bei bekannter anaphylaktischer Reaktion auf Penicilline nicht anwenden. Cave! Gleichzeitige Furosemidgabe erhöht die Nephrotoxizität. Wegen schlechter Wirksamkeit gegen H. influenzae und Moraxella catarrhalis unzureichende Wirksamkeit bei Otitis media und Sinusitis. Resorption durch gleichzeitige Nahrungsaufnahme wenig beeinflußt

Cefamandol Mandokef®

Spektrum:
Grampositive (vor allem S. aureus, nicht Enterokokken!), gramnegative Bakterien, nicht Enterobacter, Pseudomonas, Serratia, Acinetobacter, indol-pos. Proteus

Dosierungen:

- Erwachsene: 3–4×2 g i.m., i.v.
- Kinder (>1. Lebensjahr): 50(–100) mg/kg/die i.v. verteilt auf 4 Dosen

Bei Niereninsuffizienz (Erwachsene)

GFR	Krea	Max. Dos. (g)	DI (h)
120	0,8	2	8
45	2,0	2	8
18	3,5	2	12
8	6,0	1	8
2	15,5	1	12
0,5		1	24

Bei Niereninsuffizienz (Kinder)

GFR	Dosis (% der Normaldosis)
40	100
20	70 (3 Einzeldosen)
10	50 (3 Einzeldosen)
Anurie	30 (1–2 Einzeldosen)

Nebenwirkungen:
Thrombophlebitis, Exanthem, Fieber, Eosinophilie, Transaminasenanstieg, Leuko-, Thrombopenie, Anaphylaxie, pos. Coombs-Test, Nephrotoxizität besonders in Kombination mit Aminoglykosiden, seltener Phlebitis. Selten Blutgerinnungsstörungen, Hypoprothrombinämie

Kontraindikationen:
Cephalosporinallergie

Bemerkungen:
Bei bekannter anaphylaktischer Reaktion auf Penicilline nicht anwenden

Cefazolin — Gramaxin®, Elzogram®

Spektrum:
Grampositive (nicht Enterokokken!), gramnegative Bakterien (besonders E. coli, Proteus mirabilis, Klebsiella), nicht bei Pseudomonas, Serratia, indol-pos. Proteus, Enterobacter, Acinetobacter

Dosierungen:

- Erwachsene: 3×0,5 g–2×1,0 g i.m., i.v. (grampositive Erreger); 3×1,0 g–2×2,0 g i.m., i.v. (gramneg. Erreger)
- Kinder (>1. Lebensjahr): 50(–100) mg/kg/die i.v. verteilt auf 2–3 Dosen
- Neugeborene: 60(–100) mg/kg/die i.v. verteilt auf 2–3 Dosen (bei Körpergewicht <1200 g: 40 mg/kg/die i.v. verteilt auf 2 Dosen)

Bei Niereninsuffizienz (Erwachsene)

GFR	Krea	Max. Dos. (g)	DI (h)
120	0,8	1,5	6
45	2,0	1,5	8
18	3,5	1	8
8	6,0	1	12
2	15,5	1	24
0,5		0,5	24

Bei Niereninsuffizienz (Kinder)

GFR	Dosis (% der Normaldosis)
40	75 (3 Einzeldosen)
20	50 (3 Einzeldosen)
10	30 (2 Einzeldosen)
Anurie	10 (1 Einzeldosis)

Nebenwirkungen:
Thrombophlebitis, Exanthem, Fieber, Eosinophilie, Transaminasenanstieg, Leuko-, Thrombopenie, Anaphylaxie, pos. Coombs-Test, Nephrotoxizität besonders in Kombination mit Aminoglykosiden

Kontraindikationen:
Cephalosporinallergie

Bemerkungen:
Bei bekannter anaphylaktischer Reaktion auf Penicilline nicht anwenden. Cave! Gleichzeitige Furosemidgabe erhöht die Nephrotoxizität, nicht desacetyliert wie Cefalotin, hohe Gewebespiegel

Cefdinir — Omnicef®

Spektrum:
Sehr gute in-vitro-Aktivität gegen Staphylokokken, Pneumokokken, Streptokokken, H. influenzae, Moraxellen und gramnegative Bakterien (bes. E. coli, Proteus mirabilis, Klebsiella), nicht bei Enterokokken, Enterobacter, Pseudomonas, Serratia und indol-pos. Proteus

Dosierungen:

• Erwachsene	1×600 mg oder 2×300 mg p.o.
• Kinder (> 6 Monate)	14 mg/kg/die p.o. verteilt auf 1–2 Dosen
Bei Niereninsuffizienz (Erwachsene und Kinder)	bei Krea-Clearance ≥30 ml/min keine Dosisanpassung erforderlich; bei Krea-Clearance <30 ml/min Hälfte der Normaldosis. Bei Hämodialyse initial 300 mg, dann je 300 mg nach jeder Dialyse bzw. 300 mg alle 48 h

Nebenwirkungen:
Gastrointestinale Symptome, Durchfall, Kopfschmerzen, Allergien, Eosinophilie, Thrombozytose, Candida-Vaginitis, Colitis, Hepatitis, renale Dysfunktion, Blutbildveränderungen, Hämorrhagie, Anstieg von Transaminasen, Bilirubin, LDH, Phosphat, AP, Glukosurie, Ketonurie, Anstieg von Protein und Erythrozyten im Urin, pos. Coombs-Test

Kontraindikationen:
Cephalosporinallergie

Bemerkungen:
Bei bekannter anaphylaktischer Reaktion auf Penicilline nicht anwenden. Resorption durch gleichzeitige Nahrungsaufnahme wenig beeinflußt, bei gleichzeitiger Gabe von Eisen und Antazida verminderte Resorption

Cefepim — Maxipime®

Spektrum:
Sehr gute Wirksamkeit gegen grampositive und gramnegative Keime, v.a. Ps. aeruginosa, indol-pos. Proteus, Serratia, Enterobacter, Citrobacter. Sehr gute Wirksamkeit gegen Staphylokokken, wirksam auch gegen Ceftazidim-resistente grampositive und gramnegative Keime

Dosierungen:

• Erwachsene (Jugendliche >12 J.)	2×2 g i.v.
Bei Niereninsuffizienz	Bei einer Kreatinin-Clearance von 30–10 ml/min 2 g i.v. alle 24 Stunden, bei einer Kreatinin-Clearance unter 10 ml/min 1 g i.v. alle 24 Stunden. Nach Hämodialyse 1 g i.v.

Nebenwirkungen:
Thrombophlebitis, Exanthem, Fieber, Eosinophilie, Transami-

nasenanstieg, Leukopenie, Thrombopenie, pos. Coombs-Test, Nephrotoxizität, besonders in Kombination mit Aminoglykosiden, Kopfschmerzen, Parästhesien

Kontraindikationen:

Cephalosporin-Allergie und Überempfindlichkeit gegen Arginin

Bemerkungen:

Bei bekannter anaphylaktischer Reaktion auf Penicilline nicht anwenden

Cefetametpivoxil Globocef®

Spektrum:

Sehr gute Wirksamkeit gegen Streptokokken, Pneumokokken, gramnegative Keime, nicht Staphylokokken und Pseudomonas

Dosierungen:

- Erwachsene und Kinder (>12 J.) 2×500 mg p.o.
- Kinder (<12 J.) 20 mg/kg/die p.o. verteilt auf 2 Dosen

Bei Niereninsuffizienz (Erwachsene)

GFR	Max. Dos. (g)	DI (h)
>80	0,5	12
45–80	0,25	12
10–39	0,125	12

bei einer GFR von <10 ml/min: initial 1×500 mg, dann Erhaltungsdosis 1×125 mg täglich

Bei Niereninsuffizienz (Kinder)

GFR	Dosis (% der Normaldosis)
40	50 (2 Einzeldosen)
20	30 (2 Einzeldosen)
10	20 (1 Einzeldosis)
Anurie	initial 1 Normaldosis, dann 15% in 1 Einzeldosis

Nebenwirkungen:
Übelkeit, Erbrechen, Durchfall, Allergien. Selten: Eosinophilie, Leukopenie, Transaminasenanstieg, Kopfschmerzen

Kontraindikationen:
Cephalosporinallergie

Bemerkungen:
Bei bekannter anaphylaktischer Reaktion auf Penicilline nicht anwenden

Cefixim Cephoral®

Spektrum:
Sehr gut wirksam gegen Streptokokken, H. influenzae u.a. gramnegative Keime, nicht S. aureus

Dosierungen:

• Erwachsene	1×400 mg p.o. oder 2×200 mg p.o.
• Kinder (>4 Wochen)	2×4 mg/kg oder 8 mg/kg/die p.o. in einer Dosis
Bei Niereninsuffizienz (Erwachsene)	Bei Kreatininclearance >20 ml/min keine Dosisanpassung erforderlich, bei Kreatininclearance <20 ml/min Hälfte der Normaldosis

Bei Niereninsuffizienz (Kinder)

GFR	Dosis (% der Normaldosis)
40	100
20	50 (1 Einzeldosis)
10	50 (1 Einzeldosis)
Anurie	50 (1 Einzeldosis)

Nebenwirkungen:
Übelkeit, Erbrechen, Durchfall, Allergien. Selten: Eosinophilie, Leukopenie, Transaminasenanstieg, Nephrotoxizität, Kopfschmerzen

Kontraindikationen:
Cephalosporinallergie

Bemerkungen:
Bei bekannter anaphylaktischer Reaktion auf Penicilline nicht anwenden. Nur 40–50% Resorption

Cefodizim Opticef®

Spektrum:
Ähnlich wie Cefotaxim, jedoch wesentlich schwächer wirksam gegen Bacteroides und Serratia marcescens, immunmodulatorische Wirkung, erhöhte β-Laktamasestabilität

Dosierungen:

• Erwachsene	1–2×1–2 g i.v., i.m.
Bei Niereninsuffizienz	Bei Kreatininclearance 30–10 ml/min 1×1–2 g i.v., bei Kreatininclearance <10 ml/min 1×0,5–1 g i.v. Als Initialdosis sollte eine Normaldosis gegeben werden. Bei Hämodialyse 0,5–1 g täglich nach der Dialyse

Nebenwirkungen:
Exantheme, Anaphylaxie, Übelkeit, Erbrechen, Durchfälle, Erhöhung von Leberenzymen, Thrombozytopenie, Eosinophilie, Leukozytopenie, Agranulozytose, Kreatininanstieg

Kontraindikationen:
Cephalosporinallergie; für Patientinnen in der Schwangerschaft, der Stillperiode und bei Kindern und Jugendlichen unter 14 Jahren liegen noch zu wenige klinische Daten vor

Bemerkungen:
Bei bekannter anaphylaktischer Reaktion auf Penicilline nicht anwenden

Cefoperazon Cefobis®

Spektrum:
Weniger wirksam als Cefalotin bei grampos. Keimen; bei gramneg. Keimen wirksamer als Cefamandol, Cefoxitin, Cefuroxim

Dosierungen:

• Erwachsene	2×1–2 g i.v., i.m.
• Kinder (>1. Lebensjahr)	50–100 mg/kg/die i.v. verteilt auf 2 Dosen
• Neugeborene	50–200 mg/kg/die i.v. verteilt auf 2 Dosen
Bei Niereninsuffizienz (Erwachsene und Kinder)	Bei mäßiger Nierenfunktionsstörung keine Dosisreduktion notwendig. Erst bei Kreatininclearance <10 ml/ min eine Tagesdosis von maximal 4 g nicht überschreiten. Bei 2 bis 3mal wöchentlicher Hämodialyse Tagesdosis von 1–2 g jeweils nach der Dialyse

Nebenwirkungen:
Thrombophlebitis, Exanthem, Fieber, Eosinophilie, Transaminasenanstieg, Leuko-, Thrombopenie, Anaphylaxie, pos. Coombs-Test, Nephrotoxizität, besonders in Kombination mit Aminoglykosiden, Blutgerinnungsstörungen, Hypoprothrombinämie, häufig Diarrhoe (bis 30%), Alkoholintoleranz

Kontraindikationen:
Cephalosporinallergie

Bemerkungen:
Bei bekannter anaphylaktischer Reaktion auf Penicilline nicht anwenden. Hohe Gallenelimination. Vitamin-K-Prophy-

laxe 10 mg/Woche. Bei gleichzeitigen schweren Nieren- und Leberschäden ist die Blutplasmakonzentration regelmäßig zu kontrollieren bzw. sollten andere Antibiotika eingesetzt werden

Cefotaxim Claforan®

Spektrum:
Bei grampositiven Erregern weniger wirksam als Cephalosporine der 1./2. Generation, dagegen wesentlich wirksamer bei gramnegativen Keimen

Dosierungen:

- Erwachsene: 2–3×1(–4) g i.v.
- Kinder (>1. Lebensjahr): 50(–100) mg/kg/die i.v. verteilt auf 2–3 Dosen
- Neugeborene: 50–100 mg/kg/die i.v. verteilt auf 2 Dosen (auch bei Körpergewicht unter 1200 g)

Bei Niereninsuffizienz (Erwachsene)

GFR	Krea	Max. Dos. (g)	DI (h)
120	0,8	2	8
45	2,0	2	8
18	3,5	2	12
8	6,0	2	12
2	15,5	2	12
0,5		2	12

Bei Niereninsuffizienz (Kinder)

GFR	Dosis (% der Normaldosis)
40	100
20	60 (2 Einzeldosen)
10	60 (2 Einzeldosen)
Anurie	60 (2 Einzeldosen)

Nebenwirkungen:
Thrombophlebitis, Exanthem, Fieber, Eosinophilie, Transaminasenanstieg, Leuko-, Thrombopenie, Anaphylaxie, pos. Coombs-Test, Nephrotoxizität, besonders in Kombination mit Aminoglykosiden

Kontraindikationen:
Cephalosporinallergie

Bemerkungen:
Bei bekannter anaphylaktischer Reaktion auf Penicilline nicht anwenden. Metabolit weniger wirksam. Bei schweren Lebererkrankungen sollten andere Antibiotika eingesetzt werden

Cefotiam Spizef®

Spektrum:
Im grampositiven Bereich wirksamer als Cefoxitin und etwa wirkungsgleich mit Cefuroxim und Cefamandol; gegen E. coli, Klebsiella, Shigella, Proteus mirabilis, Salmonella, Enterobacter aktiver als Cefuroxim, Cefoxitin, Cefamandol und Cefazolin; hochwirksam gegen β-Laktamasebildende Stämme von H. influenzae, N. gonorrhoeae und S. aureus

Dosierungen:

• Erwachsene	2–3×1 g i.v., i.m. (grampos. Erreger) 2–3×1–2 g i.v., i.m. (gramneg. Erreger)
• Kinder (>1. Lebensjahr)	50 mg/kg/die i.v. verteilt auf 2 Dosen
• Neugeborene (0–3 Tage)	40–60 mg/kg/die i.v. verteilt auf 2–3 Dosen
• Neugeborene (>4 Tage)	60–80 mg/kg/die i.v. verteilt auf 3–4 Dosen

Bei Niereninsuffizienz (Erwachsene)	GFR	Krea	Max. Dos. (g)	DI
	120	0,8	2	12
	45	2,0	2	12
	18	3,5	1,5	12
	8	6,0	1	12
	2	15,5	1	24
	0,5		0,5–1	24

Bei Niereninsuffizienz (Kinder)	GFR	Dosis (% der Normaldosis)
	40	100 (2 Einzeldosen)
	20	75 (2 Einzeldosen)
	10	50 (2 Einzeldosen)
	Anurie	20 (1 Einzeldosis)

Nebenwirkungen:
Thrombophlebitis, Exanthem, Fieber, Eosinophilie, Transaminasenanstieg, Leuko-, Thrombopenie, Anaphylaxie, pos. Coombs-Test, Nephrotoxizität, besonders in Kombination mit Aminoglykosiden. Keine Blutgerinnungsstörungen

Kontraindikationen:
Cephalosporinallergie

Bemerkungen:
Bei bekannter anaphylaktischer Reaktion auf Penicilline nicht anwenden. Metabolisch stabil

Cefoxitin — Mefoxitin®

Spektrum:
Weniger wirksam als Cefalotin bei grampositiven, mehr wirksam bei gramnegativen Erregern. Besonders wirksam bei E. coli, Klebsiella, indol-pos. und -neg. Proteus, Bacteroides fragilis (teilweise Resistenz bis 20%), H. influenzae, Acinetobacter; unwirksam gegen Enterokokken und Ps. aeruginosa

Dosierungen:

• Erwachsene	3–4×1 g i.v. (grampos. Erreger bzw. unkomplizierte Infektion) 3–4×2 g i.v. (gramneg. Erreger bzw. schwere Infektion)
• Kinder (> 1. Lebensjahr)	60–120 mg/kg/die i.v. verteilt auf 3 Dosen
• Neugeborene (< 1 Lebenswoche)	40–80 mg/kg/die i.v. verteilt auf 2 Dosen
• Neugeborene (> 1 Lebenswoche)	60–120 mg/kg/die i.v. verteilt auf 3 Dosen

Bei Niereninsuffizienz (Erwachsene)

GFR	Max. Dos. (g)	DI (h)
50–30	2	8
30–10	2	12
10–5	1	24

nach HD zusätzlich 1 g

Bei Niereninsuffizienz (Kinder)

GFR	Dosis (% der Normaldosis)
40	100
20	60 (2 Einzeldosen)
10	20 (1 Einzeldosis)
Anurie	15 (1 Einzeldosis) bzw. 50 nach HD

Nebenwirkungen:
Thrombophlebitis, Exanthem, Fieber, Eosinophilie, Transaminasenanstieg, Leuko-, Thrombopenie, Anaphylaxie, pos. Coombs-Test, Nephrotoxizität, besonders in Kombination mit Aminoglykosiden, selten Blutgerinnungsstörungen

Kontraindikationen:
Cephalosporinallergie

Bemerkungen:
Bei bekannter anaphylaktischer Reaktion auf Penicilline nicht anwenden. Gegen Staphylokokken weniger (!) wirksam als Cefalotin, Cefazolin

Cefpodoxim-proxetil — Orelox®, Podomexef®

Spektrum:
Sehr gute in-vitro-Aktivität gegen grampositive u. gramnegative Erreger, auch H. influenzae

Dosierungen:
- Erwachsene: 2×100–200 mg p.o.
- Kinder: 5–12 mg/kg/die p.o. verteilt auf 2 Dosen

Bei Niereninsuffizienz (Erwachsene)

GFR	Max. Dos. (g)	DI (h)
10–40	0,1–0,2	24
<10	0,1–0,2	48

bei Hämodialyse initial 200 mg, dann 100 mg nach jeder Dialyse

Bei Niereninsuffizienz (Kinder)

GFR	Dosis (% der Normaldosis)
40	75 (2 Einzeldosen)
20	50 (1 Einzeldosis)
10	25 (1 Einzeldosis)
Anurie	50 nach HD

Nebenwirkungen:
Übelkeit, Erbrechen, Durchfall, Allergien. Selten: Eosinophilie, Leukopenie, Transaminasenanstieg, Kopfschmerzen

Kontraindikationen:
Cephalosporinallergie

Bemerkungen:

Bei bekannter anaphylaktischer Reaktion auf Penicilline nicht anwenden. Am besten mit den Mahlzeiten geben. Nicht bei Neugeborenen <4 Wochen und bei Säuglingen bis 3 Monate mit Niereninsuffizienz; nicht in der Schwangerschaft und Stillzeit

Cefsulodin Pseudocef®

Spektrum:

Cephalosporin der Wahl bei Infektionen mit Pseudomonaden (inkl. azlocillin- u. aminoglykosidresistente Stämme)

Dosierungen:

- Erwachsene: 2–3×1–2 g i.v. (Ps. aeruginosa)
- Kinder (>1. Lebensjahr): 20–50 mg/kg/die i.v. verteilt auf 2–3 Dosen
- Neugeborene (0–3 Tage): 40–60 mg/kg/die i.v. verteilt auf 2–3 Dosen
- Neugeborene (>4 Tage): 60–80 mg/kg/die i.v. verteilt auf 3–4 Dosen

Bei Niereninsuffizienz (Erwachsene)

GFR	Krea	Max. Dos. (g)	DI (h)
120	0,8	2	12
45	2,0	1,8	12
18	3,5	1,6	12
8	6,0	1,4	12
2	15,5	1	24
0,5		0,5–1	24

Bei Niereninsuffizienz (Kinder)

GFR	Dosis (% der Normaldosis)
40	100
20	80 (2 Einzeldosen)
10	75 (2 Einzeldosen)
Anurie	25 (1 Einzeldosis)

Nebenwirkungen:

Thrombophlebitis, Exanthem, Fieber, Eosinophilie, Transaminasenanstieg, Leuko-, Thrombopenie, Anaphylaxie, pos. Coombs-Test, Nephrotoxizität bes. in Kombination mit Aminoglykosiden

Kontraindikationen:

Cephalosporinallergie

Bemerkungen:

Bei bekannter anaphylaktischer Reaktion auf Penicilline nicht anwenden. Pseudomonascephalosporin mit β-Laktamasestabilität

Ceftazidim Fortum®

Spektrum:

Sehr gute Wirksamkeit gegen gramnegative Keime, vor allem Ps. aeruginosa, indol-pos. Proteus und Serratia, in vitro geringere Wirksamkeit gegen Staphylokokken

Dosierungen:

• Erwachsene	2–3×1–2 g i.v.
• Kinder (>1. Lebensjahr)	75–100 mg/kg/die i.v. verteilt auf 2–3 Dosen
• Neugeborene	50–100 mg/kg/die i.v. verteilt auf 2 Dosen (auch bei Körpergewicht unter 1200 g)

Bei Niereninsuffizienz (Erwachsene)

GFR	Krea	Max. Dos. (g)	DI (h)
120	0,8	2	8
45	2,0	1,5	12
18	3,5	1,5	24
8	6,0	1	24
2	15,5	0,5	24
0,5		0,5	24

Bei Niereninsuffizienz (Kinder)

GFR	Dosis (% der Normaldosis)
40	50 (2 Einzeldosen)
20	25 (1 Einzeldosis)
10	15 (1 Einzeldosis)
Anurie	10 (1 Einzeldosis) bzw. 30 n. HD

Nebenwirkungen:

Thrombophlebitis, Exanthem, Fieber, Eosinophilie, Transaminasenanstieg, Leuko-, Thrombopenie, Anaphylaxie, pos. Coombs-Test, Nephrotoxizität besonders in Kombination mit Aminoglykosiden

Kontraindikationen:

Cephalosporinallergie

Bemerkungen:

Bei bekannter anaphylaktischer Reaktion auf Penicilline nicht anwenden. Metabolisch stabil, sehr β-laktamasestabil

Ceftibuten — Keimax®

Spektrum:

Grampositive (nicht Staphylokokken) und gramnegative Erreger (bes. H. influenzae, E. coli, Proteus, Klebsiella)

Dosierungen:

- Erwachsene — 1×400 mg p.o.
- Kinder (>3. Lebensmonat) — 9 mg/kg/die p.o. in einer Dosis

Bei Niereninsuffizienz (Erwachsene)

Krea-Clearance	Max. Dos. (g)	DI (h)
≥50	0,4	24
30–49	0,2	24
5–29	0,1	24

Bei Niereninsuffizienz (Kinder)	GFR	Dosis (% der Normaldosis)
	40	75 (1 Einzeldosis)
	20	40 (1 Einzeldosis)
	10	20 (1 Einzeldosis)
	Anurie	20 (1 Einzeldosis)

Nebenwirkungen:
Übelkeit, Erbrechen, Durchfall, Allergien. Selten: Eosinophilie, Leukopenie, Transaminasenanstieg, Nephrotoxizität, Kopfschmerzen

Kontraindikationen:
Cephalosporinallergie

Bemerkungen:
Bei bekannter anaphylaktischer Reaktion auf Penicilline nicht anwenden

Ceftizoxim Ceftix®

Spektrum:
In vitro etwas höhere Wirksamkeit als Cefotaxim

Dosierungen:

• Erwachsene	2(–4)×2 g i.v., i.m.
• Kinder (>1. Lebensjahr)	75–100 mg/kg/die i.v. verteilt auf 3–4 Dosen
• Säuglinge (<5. Lebenswoche)	50 mg/kg/die i.v. verteilt auf 2 Dosen
• Säuglinge (ab 5. Lebenswoche)	75–100 mg/kg/die i.v. verteilt auf 3–4 Dosen

Bei Niereninsuffizienz (Erwachsene)

GFR	Krea	Max. Dos. (g)	DI (h)
120	0,8	2	8
45	2,0	2	8
18	3,5	2	12
8	6,0	1,5	12
2	15,5	1	24
0,5		0,5	24

Bei Niereninsuffizienz (Kinder)

GFR	Dosis (% der Normaldosis)
40	100
20	75 (2 Einzeldosen)
10	50 (2 Einzeldosen)
Anurie	15 (1 Einzeldosis)

Nebenwirkungen:
Thrombophlebitis, Exanthem, Fieber, Eosinophilie, Transaminasenanstieg, Leuko-, Thrombopenie, Anaphylaxie, pos. Coombs-Test, Nephrotoxizität besonders in Kombination mit Aminoglykosiden

Kontraindikationen:
Cephalosporinallergie

Bemerkungen:
Bei bekannter anaphylaktischer Reaktion auf Penicilline nicht anwenden. Metabolisch stabil

Ceftriaxon Rocephin®

Spektrum:
Sehr gute Wirksamkeit gegen gramnegative Keime außer Pseudomonas aeruginosa, in vitro geringere Wirksamkeit gegen Staphylokokken

Dosierungen:

• Erwachsene	1×1–2 g i.v., i.m.
• Kinder (>1. Lebensjahr)	50–80 mg/kg/die i.v. als Einmaldosis
• Neugeborene (<1 Lebenswoche)	bis 50 mg/kg/die i.v. als Einmaldosis (auch bei Körpergewicht unter 1200 g)
• Neugeborene (>1 Lebenswoche)	50–80 mg/kg/die i.v. als Einmaldosis
Bei Niereninsuffizienz (Erwachsene)	Bei mäßiger Nierenfunktionseinschränkung ist keine Dosisreduktion notwendig. Erst bei Kreatininclearance <10 ml/min eine Tagesdosis von 1 bis max. 2 g nicht überschreiten

Bei Niereninsuffizienz (Kinder)

GFR	Dosis (% der Normaldosis)
40	100
20	100
10	80 (1 Einzeldosis)
Anurie	50 (1 Einzeldosis) bzw. 100 n. HD

Nebenwirkungen:

Thrombophlebitis, Exanthem, Fieber, Eosinophilie, Transaminasenanstieg, Leuko-, Thrombopenie, Anaphylaxie, pos. Coombs-Test, selten Kreatininanstieg, reversible Ausfällungen in Galle und Niere, in seltenen Fällen mit klinischen Symptomen (Schmerzen!)

Kontraindikationen:

Cephalosporinallergie

Bemerkungen:

Bei bekannter anaphylaktischer Reaktion auf Penicilline nicht anwenden. Bei gleichzeitigen schweren Nieren- und Leberschäden ist die Blutplasmakonzentration regelmäßig zu kontrollieren bzw. sollten andere Antibiotika eingesetzt werden. Hohe β-Laktamasestabilität

Cefuroxim — Zinacef®, Cefuroxim-Lilly®

Spektrum:
Wirksamer als Cefalotin gegen E. coli, Klebsiella, Proteus mirabilis, H. influenzae (einschl. ampicillinresistenter Stämme); meist wirksam bei Cefalotinresistenten Keimen; unwirksam gegen Bacteroides fragilis, Enterokokken, indolpos. Proteus, Acinetobacter, Pseudomonas

Dosierungen:

- Erwachsene: 2–4×0,75–1,5 g i.v. (grampositive Erreger)
  2–4×1,5 g i.v. (gramnegative Erreger)
- Kinder (>1. Lebensjahr): 50–100 mg/kg/die i.v. verteilt auf 3–4 Dosen

Bei Niereninsuffizienz (Erwachsene)

GFR	Krea	Max. Dos. (g)	DI (h)
120	0,8	1,5	8
45	2,0	1,5	8
18	3,5	1,5	12
8	6,0	0,75	8
2	15,5	0,75	24
0,5		0,5	24

Bei Niereninsuffizienz (Kinder)

GFR	Dosis (% der Normaldosis)
40	100
20	60 (2 Einzeldosen)
10	50 (3 Einzeldosen)
Anurie	15 (1 Einzeldosis) bzw. 30 n. HD

Nebenwirkungen:
Thrombophlebitis, Exanthem, Fieber, Eosinophilie, Transaminasenanstieg, Leuko-, Thrombopenie, Anaphylaxie, pos. Coombs-Test, Nephrotoxizität besonders in Kombination mit Aminoglykosiden

Kontraindikationen:
Cephalosporinallergie

Bemerkungen:
Bei bekannter anaphylaktischer Reaktion auf Penicilline nicht anwenden. 2×/Woche Harnstoff-/Kreatininkontrolle! Cave! gleichzeitige Furosemidgabe erhöht die Nephrotoxizität. Gegen Staphylokokken weniger wirksam als Cefalotin u. Cefazolin

Cefuroximaxetil Elobact®, Zinnat®

Spektrum:
Grampositive (nicht Enterokokken!), gramnegative Bakterien (besonders E. coli, Proteus mirabilis, Klebsiella), nicht bei Pseudomonas, Serratia, indol-pos. Proteus, Enterobacter, Acinetobacter, sehr gut wirksam gegen H. influenzae und Moraxellen

Dosierungen:

• Erwachsene	2×125–500 mg p.o.
• Kinder (ab 3. Lebensmonat)	20–30 mg/kg/die p.o. verteilt auf 2 Dosen
Bei Niereninsuffizienz (Erwachsene und Kinder)	Kann bei allen Graden der Nierenfunktionseinschränkung ohne Dosisanpassung gegeben werden, sofern die Tagesdosis von 1 g nicht überschritten wird

Nebenwirkungen:
Übelkeit, Erbrechen, Durchfall, Allergien. Selten: Eosinophilie, Leukopenie, Transaminasenanstieg, Kopfschmerzen

Kontraindikationen:
Cephalosporinallergie

Bemerkungen:
Bei bekannter anaphylaktischer Reaktion auf Penicilline nicht anwenden. Resorption nach Mahlzeiten am besten (50–60%)

Chloramphenicol Paraxin®

Spektrum:
Grampositive, gramnegative Erreger, Rickettsien, Anaerobier

Dosierungen:

• Erwachsene	3–4×0,25–0,75 g p.o., i.v. bzw. 40(–80) mg/kg/die
• Kinder (>1. Lebensjahr)	50–100 mg/kg/die p.o., i.v. verteilt auf 3–4 Dosen
• Neugeborene	25 mg/kg/die i.v. als Einmaldosis bei Gewicht <1200 g 25 mg/kg/die i.v. verteilt auf 2 Dosen bei Gewicht <2000 g bzw. bei Gewicht >2000 g, wenn 6–14 Tage alt. 50 mg/kg/die i.v. verteilt auf 2 Dosen bei Gewicht <2000 g, wenn 15–30 Tage alt
Bei Niereninsuffizienz (Erwachsene und Kinder)	Keine Dosisanpassung erforderlich

Nebenwirkungen:
Gastrointestinale Nebenwirkungen, Leukopenie, Thrombopenie, Anämie, aplastische Anämie (1:10–20000), Gray-Syndrom, Fieber, Exanthem

Kontraindikationen:
Aplastische Bluterkrankungen, schwere Leberinsuffizienz mit Ikterus, Schwangerschaft, Stillperiode, Perinatalperiode

Bemerkungen:

Nur noch indiziert bei Typhus, lebensbedrohl. Infektionen (z. B. Peritonitis), H. influenzae-Meningitis, Meningitis unklarer Genese, Paratyphus A + B, Hirnabszeß

Ciprofloxacin Ciprobay®

Spektrum:

Nahezu alle grampositiven u. gramnegativen Erreger einschließlich H. influenzae, Salmonellen, Shigellen, Yersinia, Campylobacter, Neisserien, Legionellen, Ps. aeruginosa; nicht Anaerobier. Nur mäßige Wirksamkeit gegen Enterokokken, Streptokokken, Pneumokokken

Dosierungen:

- Erwachsene: 2×0,25–0,75 g p.o.; 2×200 mg bis 3×400 mg i.v.
- Kinder (>1. Lebensjahr): 30 mg/kg/die i.v. verteilt auf 3 Dosen; 40 mg/kg/die p.o. verteilt auf 2 Dosen

Bei Niereninsuffizienz (Erwachsene, i.v. Dosierungen)

GFR	Krea	Max. Dos. (g)	DI (h)
120	0,8	0,4	12
45	2,0	0,4	12
18	3,5	0,2–0,4	12
8	6,0	0,2	12
2	15,5	0,2	12
0,5		0,2	12

Bei Niereninsuffizienz (Erwachsene, p.o. Dosierungen)

GFR	Max. Dos. (mg)	DI (h)
60–31	500	12
≤30	250	12

Bei Niereninsuffizienz (Kinder): Zum Einfluß einer eingeschränkten Nierenfunktion auf die Dosierung bei Kindern und Jugendlichen liegen keine Erkenntnisse vor

Nebenwirkungen:

Gastrointestinale Beschwerden, Störungen des ZNS (z. B. Sehstörungen, Schwindel, Krämpfe, Schlaflosigkeit, psychotische Störungen), Allergien, Tendovaginitis, Veränderungen von Blutbild und Laborwerten

Kontraindikationen:

Schwangerschaft und Stillperiode, Kinder und Heranwachsende

Bemerkungen:

Resistenzzunahme v.a. gegen S. aureus und Ps. aeruginosa. Einzige Indikation bei Kindern und Jugendlichen: Atemweginfektionen bei Mukoviszidose. Bei Leberinsuffizienz keine Dosisanpassung erforderlich. Bei Patienten mit Epilepsie und anderen Vorschädigungen des ZNS sorgfältige Nutzen-Risiko-Abwägung

Clarithromycin Klacid®, Cyllind®, Mavid®

Spektrum:

Grampositive Erreger, insbesondere Staphylokokken, Streptokokken, Helicobacter pylori, H. influenzae, Pneumokokken, Corynebact. diphtheriae, Mykoplasmen, B. pertussis, Legionellen, Chlamydien, Campylobacter, Mycobacterium avium, in vitro bessere Wirksamkeit als Erythromycin

Dosierungen:

• Erwachsene	2×250–500 mg p.o.
• Kinder	15 mg/kg/die p.o. verteilt auf 2 Dosen
Bei Niereninsuffizienz (Erwachsene)	Bei mäßig eingeschränkter Nierenfunktion ist keine Dosisreduktion erforderlich. Erst bei einer Kreatinin-Clearance von <30 ml/min soll die Dosis um die Hälfte reduziert werden. Die Gesamttherapiedauer sollte 2 Wo-

	chen nicht überschreiten. Die Gesamtdosis sollte 250 mg/die (Einzeldosis) nicht überschreiten	
Bei Niereninsuffizienz (Kinder)	GFR	Dosis (% der Normaldosis)
	40	100
	20	50 (1 Einzeldosis)
	10	50 (1 Einzeldosis)
	Anurie	keine Angaben

Nebenwirkungen:
Gelegentlich gastrointestinale Beschwerden, selten Überempfindlichkeitsreaktionen, sehr selten Leberfunktionsstörungen

Kontraindikationen:
Stark eingeschränkte Leberfunktion

Bemerkungen:
Mavid® ist nur bei AIDS-Patienten mit disseminierten oder lokalen Mykobakterieninfektionen indiziert

Clindamycin Sobelin®

Spektrum:
Streptokokken, Pneumokokken, Staphylokokken, Bacteroides fragilis (ca. 9% Resistenz!) u.a. Anaerobier

Dosierungen:

• Erwachsene	3–4×300 mg p.o. 3–4×600 mg i.v. (nicht unverdünnt injizieren)
• Kinder (>1. Lebensjahr)	8–25 mg/kg/die p.o. verteilt auf 3–4 Dosen 25–50 mg/kg/die i.v. verteilt auf 3–4 Dosen (nicht unverdünnt injizieren)

Bei Niereninsuffizienz (Erwachsene und Kinder)	Clindamycin hat bei eingeschränkter Nierenfunktion keine verlängerte Halbwertszeit und kann in Normdosierung unabhängig von der Nierenfunktion gegeben werden. Bei einer GFR <10 ml/min wird auf eine mögliche Kumulation von Clindamycin hingewiesen

Nebenwirkungen:

Pseudomembranöse Enterokolitis, Exanthem, Leukopenie, Transaminasenanstieg, bis 20% Diarrhoe, Thrombophlebitis, selten allergische Reaktionen

Kontraindikationen:

Schwangerschaft und Stillperiode, parenteral bei jungen Säuglingen (viel Benzylalkohol als Konservierungsmittel)

Bemerkungen:

Ein Mittel der Wahl bei Anaerobierinfektion. Nicht unverdünnt injizieren. Bei schweren Lebererkrankungen sollten andere Antibiotika eingesetzt werden

Colistin — Colistin®

Spektrum:

Gramnegative Keime, insbes. Pseudomonas aeruginosa (nicht Proteus Spezies u. Serratia)

Dosierungen:

• Erwachsene	4×4 Tbl. zu 500 000 I.E. p.o. 1,5–5 mg/kg/die i.v. verteilt auf 4 Dosen
• Kinder (>1. Lebensjahr)	10–15 mg/kg/die p.o. verteilt auf 3–4 Dosen

Bei Niereninsuffizienz (Erwachsene)	GFR	Max. Dos. (mg/kg)	DI (h)
	50–80	2,5–3,8	24
	10–50	1,5–2,5	24–36
	<10	0,6	24

Bei Niereninsuffizienz (Kinder)	GFR	Dosis (% der Normaldosis)
	40	75 (2 Einzeldosen)
	20	50 (2 Einzeldosen)
	10	25 (1 Einzeldosis)
	Anurie	25 (1 Einzeldosis)

Nebenwirkungen:
Nephrotoxizität, neuromuskuläre Blockade, Neurotoxizität, Parästhesien, Ataxie, Fieber

Kontraindikationen:
Niereninsuffizienz, Schwangerschaft und Stillperiode, Instillation in Körperhöhlen (außer Harnblase) und Lokalbehandlung offener Wunden

Bemerkungen:
Vorsicht bei gleichzeitiger Gabe von Substanzen mit Curarewirkung.
Zur Umrechnung der I.E.: 1 Tbl. = 0,5 Mio. I.E. = 24 mg (entspricht 16,7 mg Colistin-Base)

Cotrimoxazol — Bactrim®, Eusaprim®, Supracombin®

Spektrum:
Streptokokken, Pneumokokken, Staphylokokken, E. coli, Salmonellen, Shigellen, Klebsiellen, Proteus, Pneumocystis carinii, nicht: Enterokokken, Enterobacter und Pseudomonas

Dosierungen:
- Erwachsene 2×2 Tbl. p.o. (pro Tag 80 mg

	TMP/400 mg SMZ) Pneumocystis carinii-Behandlung: 4fache Normdosis
• Kinder (> 1. Lebensjahr)	(6 mg/kg TMP/30–60 mg/kg SMZ)/die p.o. verteilt auf 2 Dosen

Bei Niereninsuffizienz (Erwachsene)

GFR	Kreatinin (mg%)	Dosierung
>25	M: <3,0 F: <2,0	Dosierung wie bei Patienten mit normaler Nierenfunktion, d. h. Standarddosis[1] alle 12h bis zu 14 Tagen. Keine Kontrollanalyse erforderlich
15–25	M: 3,0–7,0 F: 2,0–4,5	Standarddosis[1] alle 12 h für 3 Tage, dann Standarddosis alle 24 h, solange es die Kontrollanalyse[2] erlaubt
<15	M: >7,0 F: >4,5	Gabe nur, wenn der Patient hämodialysiert werden kann; unter diesen Bedingungen kann eine Standarddosis[1] alle 24 h gegeben werden, wenn es die Kontrollanalyse[2] erlaubt. Bei CAPD 320 mg TMP + 1600 mg SMZ alle 48 h

[1] Standarddosis für Erw.: 2 Tbl. = 160 mg TMP + 800 mg SMZ bzw. 2 Ampullen 2mal/die

[2] Die totale Plasmakonzentration an SMZ sollte 12 h nach Einnahme am 3. Behandlungstag kontrolliert werden. Die Behandlung ist abzubrechen, wenn die Plasmakonzentration des totalen Sulfamethoxazols auf über 150 μg/ml ansteigt

Bei Niereninsuffizienz (Kinder)	GFR	Dosis (% der Normaldosis)
	40	100
	20	100 für 3 Tage, dann 20 (1 Einzeldosis)
	10	10 (1 Einzeldosis)
	Anurie	10 (1 Einzeldosis)

Nebenwirkungen:
Steven-Johnson-Syndrom, selten Allergie, gastrointestinale Symptome, Thrombopenie, Leukopenie

Kontraindikationen:
Sulfonamidüberempfindlichkeit, 1. Schwangerschaftsdrittel, 1. Monat der Stillperiode, 1. Lebensmonat, akute Hepatitis, einige Hämoglobinopathien, megaloblastäre Anämie durch Folsäuremangel, Blutdyskrasien

Bemerkungen:
Gehört zu den Mitteln der ersten Wahl bei Harnweginfektionen, Bronchitis, Gallenweginfektionen, Shigellosen, Typhus-, Paratyphus-Dauerausscheidern, Typhus abdominalis, Paratyphus A + B. Dosisreduktion bei schweren Lebererkrankungen. Bei i.v.-Gabe Anweisungen der Hersteller beachten. Neue TMP/Sulfonamid- Kombinationen bringen keine nennenswerten Vorteile.
Weitere Sulfonamid/TMP-Kombinationen sind: TMP/Sulfadiazin (Triglobe®) und Tetroxoprim/Sulfadiazim (Sterinor®), diese Kombinationen haben ein fast gleiches Spektrum wie TMP/SMZ, Herstellerangaben zur Dosierung beachten

Dicloxacillin — Dichlor-Stapenor®

Spektrum:
Staphylokokken

Dosierungen:

• Erwachsene	4–6×0,5 g p.o., i.m., i.v. (–8 g/die), bei p.o. ca. 1 h vor dem Essen
• Kinder (>1. Lebensjahr)	4–6×0,25 g bis 4×0,5 g
• Säuglinge (>3. Lebensmonat)	4×0,125–0,25 g i.m., i.v.
• Säuglinge (<3. Lebensmonat)	3×30–50 mg/kg i.m., i.v.
Bei Niereninsuffizienz (Erwachsene)	Bei GFR <30 ml/min Dosisreduktion. Bei terminaler Niereninsuffizienz sollte eine Tagesdosis von 3×1 g nicht überschritten werden

Bei Niereninsuffizienz (Kinder)

GFR	Dosis (% der Normaldosis)
40	100 (4 Einzeldosen)
20	75 (4 Einzeldosen)
10	60 (3 Einzeldosen)
Anurie	30 (1 Einzeldosis)

Nebenwirkungen:
Durchfall, Fieber, Exanthem, Transaminasenanstieg, Hb-Abfall, Leukopenie. Selten interstitielle Nephritis (Hämaturie), Eosinophilie, häufig lokale Reizerscheinungen bei parenteraler Gabe

Kontraindikation:
Penicillinallergie

Bemerkungen:
Besser resorbiert als Oxacillin

Doxycyclin	Vibramycin®, Vibravenös®, Supracyclin®

Spektrum:

Grampositive, gramnegative Erreger, Mykoplasmen, Chlamydien, ca. 50% Bacteroides, nicht: Proteus Spezies, Pseudomonas aeruginosa, relativ häufig Resistenzen bei Pneumokokken, Streptokokken, Staphylokokken und gramnegativen Keimen

Dosierungen:

• Erwachsene	2×100 mg oder 1×200 mg p.o., i.v. (nur bei leichten Infektionen ab 2. Tag: 1×100 mg)
• Kinder (>1. Lebensjahr)	5 mg/kg/die p.o. verteilt auf 2 Dosen (max. 200 mg/die) 5 mg/kg/die i.v. verteilt auf 2 Dosen am 1. Tag, 1,5–5 mg/kg/die verteilt auf 2 Dosen am 2. und an den folgenden Tagen
Bei Niereninsuffizienz (Erwachsene und Kinder)	Doxycyclin kann in den seltenen Fällen, in denen ein Tetracyclin indiziert ist, verwendet werden. Bei der üblichen Dosierung von 200 mg am 1. Tag und 100 mg täglich kommt es auch bei Niereninsuffizienz zu keiner Kumulation an aktiver Substanz. Wenn irgend möglich, ist die Behandlung bei i.v. Applikation auf etwa 2 Wochen zu beschränken

Nebenwirkungen:

Gastrointestinale Nebenwirkungen, Exantheme, selten Anaphylaxie, Hepatotoxizität, Pseudotumor cerebri, negative Stickstoffbilanz (Harnstoff-N-Anstieg), weniger Zahnverfärbung und Photosensibilität als bei Tetracyclin

Kontraindikationen:
Schwangerschaft, bei Kindern <7 Jahren nur bei vitaler Bedrohung

Bemerkungen:
Dosisreduktion bei schweren Lebererkrankungen

Enoxacin Enoxor®

Spektrum:
Nahezu alle grampositiven u. gramnegativen Erreger einschließlich H. influenzae, Salmonellen, Shigellen, Yersinia, Campylobacter, Neisserien, Legionellen, nicht Anaerobier. Nur geringe Wirksamkeit gegen Pseudomonas aeruginosa, Enterokokken, Streptokokken, Pneumokokken

Dosierungen:

• Erwachsene	2×400 mg p.o.
Bei Niereninsuffizienz (Erwachsene)	Bei einer Kreatininclearance von weniger als 30 ml/min entsprechend Serum-Kreatininwerten zwischen 2,5 und 5 mg% beträgt die Dosis 400 mg 1×täglich

Nebenwirkungen:
Gastrointestinale Nebenwirkungen, vereinzelt Kopfschmerzen, Schwindel, Schlafstörungen, Exantheme, Geschmacksstörungen, Krämpfe

Kontraindikationen:
Schwangerschaft und Stillperiode, Epilepsie und Vorerkrankungen des ZNS, schwere Nieren- und Leberinsuffizienz, Kinder und Heranwachsende

Bemerkungen:
Im Vergleich zu anderen Antibiotika überdurchschnittlich hohe Resistenzentwicklung bei Pseudomonas und Staphylokokken

Erythromycin	Erythrocin®, Paediathrocin®, Monomycin®

Spektrum:

Grampositive Erreger, insbesondere Staphylokokken, Streptokokken, Pneumokokken, Corynebacterium diphtheriae, Mykoplasmen, B. pertussis, Legionellen, Chlamydien, Campylobacter, relativ häufig resistente Staphylokokken

Dosierungen:

• Erwachsene	3–4×250–500 mg p.o., i.v.
• Kinder (>1. Lebensjahr)	20–50 mg/kg/die p.o., i.v. verteilt auf 2–4 Dosen
Bei Niereninsuffizienz (Erwachsene)	Bei mäßig eingeschränkter Nierenfunktion ist keine Dosisreduktion nötig. Bei Anurie sollten die Dosierungsintervalle auf das 2–3fache vergrößert werden. Die Gesamttherapiedauer sollte 2–3 Wochen nicht überschreiten

Bei Niereninsuffizienz (Kinder)

GFR	Dosis (% der Normaldosis)
40	100
20	100
10	60 (2 Einzeldosen)
Anurie	50 (2 Einzeldosen)

Nebenwirkungen:

Gastrointestinale Nebenwirkungen, sehr selten Allergien, Leberschäden, Hörschäden, Dosis vor allem von Erythromycin-Estolat in der Schwangerschaft und bei Lebererkrankungen reduzieren

Ethambutol Myambutol®

Spektrum:
M. tuberculosis, M. kansasii, M. avium-intracellulare

Dosierungen:

• Erwachsene	20 mg/kg/die in einmaliger Dosis tägl. p.o.
• Kinder (>1. Lebensjahr)	15 mg/kg/die p.o. in einer Dosis
Bei Niereninsuffizienz (Erwachsene)	Bei Patienten mit leicht eingeschränkter Nierenfunktion (GFR: 50–80 ml/min) ist Ethambutol normal zu dosieren. Bei GFR 50–90 werden 25 mg/kg/die, bei 10–50 15 mg/kg/die und bei GFR <10 werden 10–15 mg/kg täglich oder jeden 2. Tag empfohlen

Bei Niereninsuffizienz (Kinder)

GFR	Dosis (% der Normaldosis)
40	100
20	75 (1 Einzeldosis)
10	50 (1 Einzeldosis)
Anurie	50 nach HD

Nebenwirkungen:
Opticusneuritis, zentrale Skotome, periphere Neuropathie, Kopfschmerzen, anaphylaktoide Reaktionen

Kontraindikationen:
Vorschädigung des N. opticus

Bemerkungen:
1×monatl. augenärztliche Untersuchung, vor allem rot/grün-Unterscheidung und Gesichtsfeldeinengung

Fleroxacin Quinodis®

Spektrum:

Nahezu alle grampositiven u. gramnegativen Erreger einschließlich H. influenzae, Salmonellen, Shigellen, Yersinia, Campylobacter, Neisserien, Legionellen, nicht Anaerobier. Nur geringe Wirksamkeit gegen Pseudomonas aeruginosa, Enterokokken, Streptokokken, Pneumokokken

Dosierungen:

• Erwachsene	1×400 mg p.o., i.v. bei unkompl. Harnweginfektion 1×200 oder 400 mg p.o.
Bei Niereninsuffizienz (Erwachsene)	Bei einer Kreatininclearance von weniger als 40 ml/min entsprechend den Serum-Kreatininwerten zwischen 2,5 und 5 mg% bei einem Körpergewicht von weniger als 50 kg, bei Frauen ab 65 und bei Männern ab 75 Lebensjahren, bei Leberzirrhose mit Aszites und bei chronischer Herzinsuffizienz am 1. Tag 1×400 mg p.o., dann 1×täglich 200 mg p.o.

Nebenwirkungen:

Gastrointestinale Nebenwirkungen, ZNS-Störungen, Hautveränderungen, Phototoxizität

Kontraindikationen:

Schwangerschaft und Stillperiode, Epilepsie, Kinder und Heranwachsende

Bemerkungen:

Im Vergleich zu anderen Antibiotika überdurchschnittlich hohe Resistenzentwicklung bei Pseudomonas und Staphylokokken, bei schweren Lebererkrankungen Dosisreduktion um 50%. Photosensibilisierung wesentlich höher als bei Ciprofloxacin und Ofloxacin

Flucloxacillin Staphylex®

Spektrum:
Staphylokokken, Streptokokken der Gruppen A und B

Dosierungen:

• Erwachsene	3–4×0,5–1 g p.o., i.m., i.v. (–12 g/die), bei p.o. Gabe ca. 1 h vor dem Essen
• Kinder (10–14 Jahre)	1,5–2 g/die i.v., i.m. in 3–4 Dosen
• Kinder (6–10 Jahre)	0,75–1,5 g/die i.v., i.m. in 3–4 Dosen
• Früh-, Neugeborene, Kleinkinder	40–50 (–100) mg/kg/die i.v., i.m. in 3 Dosen

Bei Niereninsuffizienz (Erwachsene)

GFR	Krea	Max. Dos. (g)	DI (h)
120	0,8	2,0	6
45	2,0	2,0	6
18	3,5	1,5	6
8	6,0	1,5	8
2	15,6	1,0	8
0,5		2,0	24[1]

[1] 2–3 Hämodialysen/Woche werden in diesen Fällen als erforderlich vorausgesetzt. 1 Normaldosis initial

Bei Niereninsuffizienz (Kinder)

GFR	Dosis (% der Normaldosis)
40	100
20	75 (3 Einzeldosen)
10	50 (3 Einzeldosen)
Anurie	25 (1 Einzeldosis)

Nebenwirkungen:
Durchfall, Fieber, Exanthem, Hb-Abfall, Leukopenie, Transaminasenanstieg. Selten interstitielle Nephritis (Hämaturie), Eosinophilie

Kontraindikationen:
Penicillinallergie

Bemerkungen:
Zusammen mit Dicloxacillin penicillinasefestes Penicillin der Wahl. Bei Kindern sollte die i.m.-Einzelgabe 33 mg/kg nicht überschreiten

Fluconazol — Diflucan®, Fungata®

Spektrum:
Cryptococcus neoformans, Candida Spezies (nicht bei C. krusei), Microsporum canis; keine Wirkung gegen Aspergillus Spezies

Dosierungen:

• Erwachsene	Initialdosis von 1×400(–800, bei schweren Infektionen, Neutropenie –1600) mg, dann 1×200–400 mg/die p.o. (bei C. glabrata 1×800 mg/die [Resistenztestung!]) oder als Kurzinfusion bei Systemmykosen. Bei schweren parenchymatösen Infektionen (z.B. Pneumonie) 800 mg/die die ersten 3 Tage. Schleimhautbehandlung, Prophylaxe: 50–100 mg/die p.o., bei neutropenischen Patienten 400 mg/die p.o. Vaginaler Soor: einmalige Gabe von 150 mg p.o.

• Kinder	3–6 mg/kg/die p.o. oder als Kurzinfusion; bei lebensbedrohlicher Infektion bis 12 mg/kg/die i.v. Dosierungsintervalle (nach Alter): <2 Wochen 72 h; 2–4 Wochen 48 h; >4 Wochen tgl. Gabe

Bei Niereninsuffizienz (Erwachsene)

GFR	Max. Dos. (mg)	DI (h)
>50	200–400	24
11–50	100–200	24
Dialyse	200–400 nach jeder Dialyse	

Bei Niereninsuffizienz (Kinder)

GFR	Dosis (% der Normaldosis)
40	50 (1 Einzeldosis)
20	80 alle 48 h
10	100 alle 72 h
Anurie	100 nach HD

Nebenwirkungen:
Gastrointestinale Symptome, Exantheme, ZNS-Symptome (Schwindel, Krämpfe u.a.), selten Leberfunktionsstörungen

Kontraindikationen:
Schwangerschaft und Stillzeit, schwere Leberfunktionsstörung

Bemerkungen:
Bei Kindern unter 16 Jahren soll Fluconazol nur angewendet werden, wenn der behandelnde Arzt dies für erforderlich hält. Selektion resistenter Candida Spezies vorzugsweise bei AIDS-Patienten unter kontinuierlicher Langzeitanwendung. Gute Resorption bei oraler Gabe (Magensaft-pH unabhängig). Sehr gute Liquorgängigkeit, daher gut geeignet zur Suppressionstherapie der Kryptokokkose bei AIDS-Patienten (für die Primärtherapie der Kryptokokken-Meningitis ist Amphotericin B in Kombination mit Flucytosin besser)

Flucytosin Ancotil®

Spektrum:

Gute bis sehr gute Wirksamkeit bei den meisten Candida-Arten, Cryptococcus neoformans, gut wirksam bei einem Teil der Aspergillus-Arten (besonders Aspergillus fumigatus) und auf Erreger der Chromoblastomykose, nicht wirksam u.a. bei Histoplasma und Blastomyces

Dosierungen:

- Erwachsene: 150 mg/kg/die in 4 Dosen als Infusion in 1%-Konzentration
  150 mg/kg/die p.o. verteilt auf 4 Dosen
  50 mg/l als Peritonealspülung
- Kinder (>1. Lebensjahr): 150 mg/kg/die i.v. verteilt auf 4 Dosen als Loading dose; dann 50 mg/kg/die als Erhaltungsdosis

Bei Niereninsuffizienz (Erwachsene)

GFR	Max. Dos. (mg/kg)	DI (h)
>40	(25–)50	6
20–40	(25–)50	12
10–20	(25–)50	24
<10	50	>24

Bei Anurie Initialdosis von 50 mg/kg erst nach nächster Dialyse wiederholen. Die durchschnittliche Serumkonzentration soll 25–50 μg/ml betragen und darf 100 μg/ml nicht überschreiten

Bei Niereninsuffizienz (Kinder)

GFR	Dosis (% der Normaldosis)
40	50 (2 Einzeldosen)
20	25 (1 Einzeldosis)
10	20 (1 Einzeldosis)
Anurie	100 nach HD

Nebenwirkungen:
Reversible Blutbildungsstörungen (Leukopenie, Thrombopenie, Anämie), vorübergehender Transaminasenanstieg, selten gastrointestinale Symptome, ZNS-Symptome (z. B. Schwindel, Halluzinationen u.a.), Photosensibilisierung

Kontraindikationen:
Schwangerschaft, Neugeborene

Bemerkungen:
Primäre Resistenz bei Candida häufig (20–40%). Die Kombination Flucytosin/Amphotericin B (Dosierung siehe Seite 41) wirkt synergistisch und reduziert Resistenzentwicklungen. Flucytosin nicht prophylaktisch anwenden (Resistenzentwicklung!). Vorsicht bei Niereninsuffizienz, Leberschäden, sowie bei schon bestehender Knochenmarksdepression

Gatifloxacin NN

Gatifloxacin ist noch nicht zugelassen. Die folgenden Angaben beruhen nicht auf einem Zulassungstext, sondern auf Daten zur Substanz aus der Literatur

Spektrum:
Nahezu alle grampositiven (einschl. penicillinresistente Pneumokokken und Enterokokken) und gramnegativen Erreger und Anaerobier; mittlere Wirksamkeit gegen Ps. aeruginosa, vergleichbar anderen neuen Chinolonen

Dosierungen:

• Erwachsene	1×200–400 mg p.o.
Bei Niereninsuffizienz	GFR <30 ml/min: Dosisanpassung bei Patienten mit Mehrfachgabe 400 mg empfohlen. Patienten, die mit geringeren Dosierungen behandelt werden, benötigen keine Dosisanpassung

Nebenwirkungen:
V.a. gastrointestinale Beschwerden, Kopfschmerzen, Benommenheit

Kontraindikationen:
Schwangerschaft und Stillperiode, Kinder und Heranwachsende

Gentamicin Refobacin®

Spektrum:
Grampositive Keime (Staphylokokken, nicht: Pneumokokken, Streptokokken, Enterokokken), gramnegative Keime

Dosierungen:

• Erwachsene	3–5 mg/kg/die i.m., i.v. verteilt auf 1–3 Dosen (30–60 min Kurzinfusion); Harnweginfektion: 2 mg/kg/die i.m. verteilt auf 1–2 Dosen
• Kinder (>1. Lebensjahr)	3–5 mg/kg/die i.m., i.v. verteilt auf 2(–3) Dosen
• Neugeborene	5 mg/kg/die i.m., i.v. verteilt auf 1(–2) Dosen (auch bei Körpergewicht unter 1200 g)

Bei Niereninsuffizienz (Erwachsene)

GFR	Krea	Max. Dos. (g)	DI (h)
120	0,8	0,12	8
45	2,0	0,12	12
18	3,5	0,04	12
8	6,0	0,04	24
2	15,5	0,02	24[1]
0,5		0,02	24[1,2]

[1] in lebensbedrohlichen Fällen Initialdosis von 100 mg

[2] 2–3 Hämodialysen/Woche werden in diesen Fällen für erforderlich gehalten. 1 Normaldosis initial

Bei Niereninsuffizienz (Kinder)	GFR	Dosis (% der Normaldosis)
	40	60 (2 Einzeldosen)
	20	20 (2 Einzeldosen); LD 2–3 mg/kg
	10	10 (1 Einzeldosis); LD 2 mg/kg
	Anurie	5 (1 Einzeldosis) bzw. 15 n. HD; LD 1–2 mg/kg
	LD = Loading Dose	

Nebenwirkungen:
Ototoxizität und Nephrotoxizität, besonders, wenn Spitzenspiegel >10 µg/ml bzw. Talspiegel >2 µg/ml, bei vorangegangener Aminoglykosid-Therapie und gleichzeitiger Gabe von Furosemid oder Etacrynsäure. Neuromuskuläre Blockade, Arthralgie, Fieber, Exanthem

Kontraindikationen:
Parenterale Gabe im 1. Trimenon der Schwangerschaft, ab 4. Schwangerschaftsmonat nur bei vitaler Indikation

Bemerkungen:
Aminoglykosid-Lösungen nicht mit Penicillinen oder Cephalosporinen mischen (Inaktivierung der Aminoglykoside)

Imipenem/Cilastatin — Zienam®

Spektrum:
Sehr gute in-vitro-Aktivität gegen grampositive (nicht oxacillinresistente S. aureus und E. faecium) und gramnegative Keime (mäßig gegen Pseudomonas Spezies), einschließlich Anaerobier, nicht Stenotrophomonas maltophilia

Dosierungen:
- Erwachsene 3–4×0,5–1,0 g i.v.

• Kinder (>3. Lebensmonat)	60 mg/kg/die i.v. verteilt auf 3(–4) Dosen		
Bei Niereninsuffizienz (Erwachsene)	GFR	Einzeldosis (g)	Dosisintervall (h)
	>70	0,5–1	6–8
	41–70	0,25–0,75	6–8
	21–40	0,25–0,5	6–8
	6–20	0,25–0,5	12
	<6	wie 6–20, falls Hämodialyse innerhalb 48 h möglich	
Bei Niereninsuffizienz (Kinder)	GFR	Dosis (% der Normaldosis)	
	40	75 (3 Einzeldosen)	
	20	50 (2 Einzeldosen)	
	10	25 (2 Einzeldosen)	
	Anurie	15 (1 Einzeldosis)	

Nebenwirkungen:

Blutbildveränderungen, Exantheme, Thrombozytose, Anstieg der Transaminasen u. alk. Phosphatase, gastrointestinale Beschwerden, Schwindel, Krämpfe(!), Verlängerung der Prothrombinzeit, pos. Coombs-Test

Kontraindikationen:

Imipenem/Cilastatin-Allergie, Schwangerschaft

Bemerkungen:

Bei schweren Infektionen Kombination mit einem Aminoglykosid. In vitro Antagonismus bei Kombination mit Cephalosporinen oder Breitspektrum-Penicillinen. Für Säuglinge <3. Lebensmonat nicht zugelassen, bei Versagen anderer Antibiotika Versuch mit 40 mg/kg/die i.v. verteilt auf 2 Dosen möglich

Isoniazid (INH) Isozid®, Tebesium®

Spektrum:

M. tuberculosis, M. kansasii

Dosierungen:

• Erwachsene	5–8 mg/kg/die, durchschnittl. 300 mg/die in einer Dosis p.o. bzw. i.v., i.m., 400 mg tägl. bis 80 kg, 500 mg/die über 80 kg
• Kinder (>1. Lebensjahr)	7–20 mg/kg/die p.o., i.v. in 1 (–3) Dosen
Bei Niereninsuffizienz (Erwachsene und Kinder)	INH wird unabhängig von der Nierenfunktion aus dem Serum eliminiert, d. h. die biologische Halbwertszeit ist auch bei anurischen Patienten nicht verlängert. Auch bei Einschränkung der Nierenfunktion wird eine Tagesdosis von 5–8 mg/kg Körpergewicht verabreicht

Nebenwirkungen:

Periphere Neuropathie, selten Krämpfe, Neuritis nervi optici, Enzephalopathie, Psychosen, häufig Hepatitis (mit zunehmendem Lebensalter häufiger, durchschnittl. ca. 1–2%), Fieber, allergische Hauterscheinungen, Leukopenie

Kontraindikationen:

Akute Hepatitis, Psychosen, Epilepsie

Bemerkungen:

Überwachung der Leberfunktion (Transaminasen), Anstieg bei 20–30% der Patienten. Absetzen von INH, wenn Transaminasen >100 bis 150 U/l

Itraconazol Sempera®

Spektrum:

Breites Wirkspektrum gegen viele Pilzarten, sehr gut wirksam gegen Aspergillus-Arten

Dosierungen:

• Erwachsene	1–2×200 mg p.o. mit einer Mahlzeit, schwere Infektion: Loading dose von 3×200 mg p.o. für 4 Tage, dann 2×200 mg p.o.
Bei Niereninsuffizienz	Eine Dosisreduzierung ist bei verschiedenen Graden der Niereninsuffizienz nicht erforderlich. Auch bei Dialysepatienten braucht keine Dosisänderung zu erfolgen

Nebenwirkungen:

Übelkeit, Erbrechen, Schmerzen, Schwindel, Exanthem, Allergien, Transaminasenanstieg, Hypokaliämie. Bei hoher Dosierung (600 mg/die) Hypertension, schwere Hypokaliämie, Nebennierenrindeninsuffizienz

Kontraindikationen:

Schwangerschaft und Stillperiode, Kinder und Jugendliche <18 Jahre, schwere Leberfunktionsstörungen

Bemerkungen:

Neues gut verträgliches Azolderivat mit breitem antimykotischem Wirkspektrum. Schlechte Penetration in den Liquor. Itraconazol verlangsamt die Ausscheidung von Cyclosporin, Digoxin, Phenytoin und Warfarin, die Metabolisierung durch INH, Rifampicin, Phenobarbital, Carbamazepin und Phenytoin wird dagegen beschleunigt

Josamycin Wilprafen®

Spektrum:
Grampositive Erreger, insbesondere Staphylokokken, Streptokokken (nur bei Penicillinallergie), Pneumokokken, Corynebacterium diphtheriae. Gramnegative Erreger, insbesondere Mykoplasmen, B. pertussis, Legionellen, Chlamydien, Campylobacter. Relativ häufig resistente Staphylokokken

Dosierungen:

• Erwachsene	3–4×250–500 mg p.o.
• Kinder (>1. Lebensjahr)	30–50 mg/kg/die p.o. verteilt auf 3 Dosen
Bei Niereninsuffizienz (Erwachsene)	Bei mäßig eingeschränkter Nierenfunktion ist keine Dosisreduktion nötig. Bei Anurie sollten die Dosierungsintervalle (normale Einzeldosis 0,5–1 g) auf das 2- bis 3fache vergrößert werden. Die Gesamttherapiedauer sollte 2–3 Wochen nicht überschreiten

Bei Niereninsuffizienz (Kinder)

GFR	Dosis (% der Normaldosis)
40	100
20	100
10	50 (2 Einzeldosen)
Anurie	30 (1 Einzeldosis)

Nebenwirkungen:
Gastrointestinale Beschwerden, sehr selten Allergie

Kontraindikationen:
Eingeschränkte Leberfunktion

Ketoconazol Nizoral®

Spektrum:
Breites Wirkspektrum gegen viele Pilzarten, nicht gegen Schimmelpilze und Cryptococcus

Dosierungen:

• Erwachsene	1×200–600 mg p.o. mit einer Mahlzeit
• Kinder (>2. Lebensjahr)	bis 20 kg: 1×2,5–5 mg/kg/die p.o. mit einer Mahlzeit bis 30 kg: 1×5–10 mg/kg/die p.o. mit einer Mahlzeit
Bei Niereninsuffizienz (Erwachsene und Kinder)	Eine Dosisreduzierung ist bei verschiedenen Graden der Niereninsuffizienz nicht erforderlich. Auch bei Dialysepatienten braucht keine Dosisänderung zu erfolgen

Nebenwirkungen:
Schwere Leberschädigung (1:10000 tödlich), gastrointestinale Symptome, allergische Symptome, Fieber, Kopfschmerzen, Oligospermie, Gynäkomastie, selten Blutbildungsstörungen, Reizerscheinungen bei lokaler Anwendung

Kontraindikationen:
Schwangerschaft und Stillperiode, Kinder <2 Jahre

Bemerkungen:
Vor und während der Behandlung ständige Leberfunktionskontrolle, bei stärkerem Transaminasenanstieg sofortiges Absetzen von Ketoconazol. Resistenzentwicklung bei Candida-Arten unter der Therapie. Bei erhöhtem Magensaft-pH schlechte bis keine Resorption

Levofloxacin Tavanic®

Spektrum:

Nahezu alle grampositiven und gramnegativen Erreger, einschließlich Pneumokokken, Streptokokken, E. faecalis, Staphylokokken, Chlamydien, Mycoplasma pneumoniae, Legionellen, H. influenzae, Ps. aeruginosa; nur mäßig wirksam gegen Anaerobier

Dosierungen:

• Erwachsene	1–2×250–500 mg p.o., i.v.
Bei Niereninsuffizienz (Erwachsene)	GFR 50–20 ml/min: Normaldosis am 1. Tag, danach halbierte Einzeldosis; GFR <20 ml/min: Normaldosis am 1. Tag, dann 1/4 der Erstdosis als Erhaltungsdosis

Nebenwirkungen:

Gastrointestinale Beschwerden, Kopfschmerzen, Benommenheit, Schwindel, Schläfrigkeit, Photosensibilisierung

Kontraindikationen:

Schwangerschaft und Stillperiode, Epilepsie, Sehnenbeschwerden nach früherer Anwendung von Fluorochinolonen, Kinder und Heranwachsende

Linezolid NN

Linezolid ist noch nicht zugelassen. Die folgenden Angaben beruhen nicht auf einem Zulassungstext, sondern auf Daten zur Substanz aus der Literatur

Spektrum:

Staphylokokken (einschl. MRSA, MRSE und GISA), Streptokokken (einschl. Penicillin-resistente Pneumokokken) Enterokokken (einschl. VRE) u.a. grampositive Erreger

Dosierungen:

Erwachsene	2×600 mg p.o., i.v. 2×400 mg bei leichten Haut- und Weichteilinfektionen
Bei Niereninsuffizienz	voraussichtlich keine Dosisanpassung erforderlich

Nebenwirkungen:

Vorwiegend gastrointestinale Nebenwirkungen (Übelkeit, Diarrhoe) und Kopfschmerzen in schwacher bis mittelgradiger Ausprägung. (Abschließende Ergebnisse aus Studien der Phase III liegen noch nicht vor)

Kontraindikationen:

Überempfindlichkeit gegen Linezolid oder einen der Inhaltsstoffe, Schwangerschaft, Stillperiode. (Abschließende Ergebnisse aus Studien der Phase III liegen noch nicht vor)

Bemerkungen:

Neuartiger Wirkmechanismus, vollständige Bioverfügbarkeit nach oraler Applikation

Loracarbef Lorafem®

Spektrum:

Grampositive (nicht Enterokokken), gramnegative Bakterien (besonders E. coli, Proteus mirabilis, Klebsiella, Moraxella catarrhalis, H. influenzae), nicht bei Pseudomonas, Serratia, indol-pos. Proteus, Enterobacter, Acinetobacter

Dosierungen:

• Erwachsene (und Kinder >12 J.)	2×200–400 mg p.o. 1×200 mg p.o. (bei unkomplizierter HWI der Frau)
• Kinder (>6. Lebensjahr)	15–30 mg/kg/die p.o. verteilt auf 2 Dosen (Höchstdosis 800 mg/die)

Bei Niereninsuffizienz (Erwachsene und Kinder)	Bei einer Kreatinin-Clearance von 49–10 ml/min 200–400 mg 1×täglich. Bei einer Kreatinin-Clearance <10 ml/min 200–400 mg jeden 3. Tag

Nebenwirkungen:
Übelkeit, Erbrechen, Durchfall, Allergien. Selten: Eosinophilie, Leukopenie, Transaminasenanstieg, Nephrotoxizität, Kopfschmerzen

Kontraindikationen:
Cephalosporinallergie

Bemerkungen:
Bei bekannter anaphylaktischer Reaktion auf Penicilline nicht anwenden. Bisher keine Erfahrungen in der Schwangerschaft und Stillzeit, Behandlung nur nach sorgfältiger Nutzen-Risiko-Abwägung

Meropenem Meronem®

Spektrum:
Sehr gute in-vitro-Aktivität gegen grampositive (nicht oxacillinresistente S. aureus und E. faecium) und gramnegative Keime einschl. Pseudomonas Spezies (nicht Stenotrophomonas maltophilia); bessere in vitro-Aktivität als Imipenem/Cilastatin

Dosierungen:

• Erwachsene	3×0,5–1 g i.v.
• Kinder (>3 Monate)	30–60 mg/kg/die i.v. verteilt auf 3 Dosen
Bei Niereninsuffizienz (Erwachsene)	Bei einer Kreatininclearance von 50–26 ml/min 0,5–1 g alle 12 Stunden, bei einer Kreatininclearance von 25–10 ml/min 0,25–0,5 g alle 12 Stun-

	den, bei einer Kreatininclearance <10 ml/min 0,25–0,5 g alle 24 Stunden	
Bei Niereninsuffizienz (Kinder)	GFR	Dosis (% der Normaldosis)
	40	70 (2 Einzeldosen)
	20	40 (2 Einzeldosen)
	10	20 (1 Einzeldosis)
	Anurie	15 (1 Einzeldosis)

Nebenwirkungen:
Gastrointestinale Beschwerden, Allergien, lokale Reaktionen, Exanthem, Transaminasenanstieg, Blutbildveränderungen, Kopfschmerzen

Kontraindikationen:
Überempfindlichkeit, Schwangerschaft

Bemerkungen:
Monosubstanz, zusätzliche Verwendung von Cilastatin nicht notwendig

Metronidazol — Clont®, Flagyl®

Spektrum:
Anaerobier (Bacteroides fragilis, Clostridien und anaerobe Kokken), Trichomonaden, Lamblien, Amöben

Dosierungen:

• Erwachsene	2–3×400 mg p.o. 2–3×500 mg i.v.
• Kinder (<12 Jahre)	30 mg/kg/die i.v. verteilt auf 2–3 Dosen 15 mg/kg/die p.o. verteilt auf 3 Dosen
Bei Niereninsuffizienz (Erwachsene)	Es kommt zu keiner signifikanten Ver-Verlängerung der Halbwertszeit. Bei Serumkreatinin ≥10 mg % und bei

Kreatinin-Clearance <10 ml/min sollte jedoch nur 1 Einzeldosis (400 mg p.o.; 500 mg i.v.) alle 12 h gegeben werden. Die Behandlungsdauer sollte 10 Tage nicht überschreiten

Bei Niereninsuffizienz (Kinder)

GFR	Dosis (% der Normaldosis)
40	100
20	100
10	50 (2 Einzeldosen)
Anurie	50 (2 Einzeldosen)

Nebenwirkungen:

Gastrointestinale Nebenwirkungen, Geschmackssensationen, selten: Neuropathie, Leukopenie, Kopfschmerzen, Ataxie; bei Gabe von Warfarin Verlängerung der Prothrombinzeit, bei Alkohol Psychosen

Kontraindikationen:

Schwangerschaft und Stillperiode (bzw. Milch abpumpen und verwerfen)

Bemerkungen:

Dosisreduktion bei schwerer Leberinsuffizienz ($\frac{1}{2}$ Normaldosis); hoher Na-Gehalt! (29,4 mmol/g)

Mezlocillin Baypen®

Spektrum:

Aktiver als Ticarcillin, wirksam z.T. gegen Klebsiella, Enterobacter, Citrobacter, nicht S. aureus

Dosierungen:

- Erwachsene: 3–4×2–5 g i.v.
  2–3×2 g i.v. bei Gallenweg- oder Harnweginfektionen

• Kinder (> 1. Lebensjahr)	200–300 mg/kg/die i.v. verteilt auf 4 Dosen
• Neugeborene (< 1 Lebenswoche)	150–200 mg/kg/die i.v. verteilt auf 2–3 Dosen
• Neugeborene (> 1 Lebenswoche)	200–300 mg/kg/die i.v. verteilt auf 3 Dosen

Bei Niereninsuffizienz (Erwachsene)

GFR	Krea	Max. Dos. (g)	DI (h)
120	0,8	5	6–8
45	2,0	5	8
18	3,5	4	8
8	6,0	4	12
2	15,5	4	12
0,5		4	12[1]

[1] 2–3 Hämodialysen/Woche werden in diesen Fällen als erforderlich vorausgesetzt. 1 Normaldosis initial

Bei Niereninsuffizienz (Kinder)

GFR	Dosis (% der Normaldosis)
40	100
20	50 (2 Einzeldosen)
10	40 (2 Einzeldosen)
Anurie	20 (1 Einzeldosis) bzw. 33 n. HD

Nebenwirkungen:

Hauterscheinungen, Diarrhoe, gastrointestinale Symptome, vorübergehender Transaminasenanstieg, Eosinophilie, Geschmacksirritation, Leukozytendepression, Hypokaliämie, Thrombozytopenie, Blutgerinnungsstörungen

Kontraindikationen:

Penicillinallergie

Bemerkungen:

Zusammen mit Piperacillin Penicillin der Wahl bei lebensbedrohlichen Infektionen, bis der Erreger bekannt ist. Bei schweren Lebererkrankungen Dosisreduktion um 50%

Miconazol Daktar®

Spektrum:

Candida (nicht bei C. glabrata), Cryptococcus, Blastomyces, Coccidioides, Dermatophyten, nicht Aspergillus

Dosierungen:

• Erwachsene	4–6×250 mg p.o.
• Kinder (>1. Lebensjahr)	15–20 mg/kg/die p.o. verteilt auf 3 Dosen
Bei Niereninsuffizienz (Erwachsene und Kinder)	Eine Dosisreduzierung ist bei verschiedenen Graden der Niereninsuffizienz nicht erforderlich. Auch bei Dialysepatienten braucht keine Dosisänderung zu erfolgen

Nebenwirkungen:

Gastrointestinale Symptome, allergische Reaktionen, Blutbildveränderungen, Hyperlipidämie, bei lokaler Behandlung Brennen und Jucken

Kontraindikationen:

In der Schwangerschaft nur bei vitaler Indikation

Bemerkungen:

Regelmäßige Blutbildkontrollen. Bei eingeschränkter Leberfunktion vorsichtiges Dosieren, da Miconazol einige Leberenzyme hemmt

Minocyclin Klinomycin®

Spektrum:

Grampositive, gramnegative Erreger, Mykoplasmen, Chlamydien, nicht: Proteus Spezies, Ps. aeruginosa, Nocardia asteroides, relativ häufig Resistenzen bei Pneumokokken, Streptokokken, Staphylokokken und gramnegativen Keimen

Dosierungen:

• Erwachsene	initial 200 mg, dann 12 stdl. 100 mg p.o., i.v.
• Kinder (>1. Lebensjahr)	5 mg/kg/die p.o. verteilt auf 2 Dosen 5 mg/kg/die i.v. verteilt auf 2 Dosen am 1. Tag, 1,5–5 mg/kg/die i.v. verteilt auf 2 Dosen am 2. und an den folgenden Tagen
Bei Niereninsuffizienz (Erwachsene und Kinder)	Bei Minocyclin ist eine Dosisreduktion bei Patienten mit Niereninsuffizienz nicht erforderlich. Eine Herabsetzung der Dosis von Minocyclin sollte höchstens bei extremer Niereninsuffizienz in Betracht gezogen werden

Nebenwirkungen:

Gastrointestinale Nebenwirkungen, Exantheme, selten Anaphylaxie, Zahnverfärbung, Hepatotoxizität, Pseudotumor cerebri, negative Stickstoffbilanz (Harnstoff-N-Anstieg), relativ häufig vestibuläre Nebenerscheinungen (Schwindel, Ataxie 5–7%, häufiger bei Frauen, höhere Blutspiegel als bei Männern)

Kontraindikationen:

Schwangerschaft, bei Kindern <7 Jahren nur bei vitaler Bedrohung

Bemerkungen:

Bei Patienten mit Urämie verwendbar. Resorption bei Nahrungsaufnahme verzögert

Moxifloxacin Avalox®

Spektrum:

Nahezu alle grampositiven und gramnegativen Erreger und Anaerobier; besonders hohe Wirksamkeit gegen Atemwegserreger (Pneumokokken, H. influenzae, Moraxellen, Chlamydien, Mykoplasmen, Legionellen); mittlere Wirksamkeit gegen Ps. aeruginosa

Dosierungen:

• Erwachsene	1×400 mg p.o.
Bei Niereninsuffizienz	Keine Dosisanpassung erforderlich

Nebenwirkungen:

Gastrointestinale Beschwerden, Benommenheit, QT-Streckenverlängerung bei Patienten mit bestehender Hypokaliämie oder Hypokalzämie, Geschmacksstörungen

Kontraindikationen:

Schwangerschaft und Stillperiode, Kinder und Heranwachsende, QT-Intervallverlängerung; mangels pharmakokinetischer Daten kontraindiziert bei eingeschränkter Leberfunktion und Hämodialyse

Bemerkungen:

Keine Wechselwirkungen mit Theophyllin, keine Photosensibilisierung, geringes Resistenzrisiko

Netilmicin — Certomycin®

Spektrum:

Grampositive Keime (Staphylokokken, nicht: Pneumokokken, Streptokokken, Enterokokken), gramnegative Keime, einschließlich der meisten gentamicin- und tobramycinresistenten Erreger

Dosierungen:

• Erwachsene	4–6 mg/kg/die i.m., i.v. vereinfachtes Dosierungsschema: 2×200 mg/die oder Gesamtdosis 1×pro Tag (gleiche Wirksamkeit!) bei lebensbedrohlichen Infektionen: bis 7,5 mg/kg/die
• Kinder (>1. Lebensjahr)	6–7,5 mg/kg/die i.m., i.v. verteilt auf 1(–3) Dosen
• Neugeborene (<1 Lebenswoche)	6 mg/kg/die i.m., i.v. verteilt auf 2 Dosen
• Neugeborene (>1 Lebenswoche)	7,5–9 mg/kg/die i.m., i.v. verteilt auf 3 Dosen

Bei Niereninsuffizienz (Erwachsene)

GFR	Krea	Max. Dos.(g)	DI(h)
120	0,8	0,15	12
45	2,0	0,1	12
18	3,5	0,1	24
8	6,0	0,05	24
2	15,5	0,025	24
0,5		0,025	24

Bei Niereninsuffizienz (Kinder)

GFR	Dosis (% der Normaldosis)
40	60 (2 Einzeldosen); LD 5 mg/kg
20	30 (1 Einzeldosis); LD 4 mg/kg

GFR	Dosis (% der Normaldosis)
10	15 (1 Einzeldosis) LD 3 mg/kg
Anurie	10 (1 Einzeldosis) bzw. 20 n. HD; LD 2 mg/kg

LD = Loading Dose

Nebenwirkungen:
Nephrotoxizität und Ototoxizität besonders, wenn Spitzenspiegel > 10 µg/ml (nur bei Mehrfachdosierung) bzw. Talspiegel > 2 µg/ml (Einmal- und Mehrfachdosierung), bei vorangegangener Aminoglykosid-Therapie und gleichzeitiger Gabe von Furosemid oder Etacrynsäure. Eosinophilie, Arthralgie, Exanthem, Fieber, neuromuskuläre Blockade

Kontraindikationen:
Parenterale Gabe im 1. Trimenon der Schwangerschaft, ab 4. Schwangerschaftsmonat nur bei vitaler Indikation

Bemerkungen:
Aminoglykosid-Lösungen nicht mit Penicillinen oder Cephalosporinen mischen (Inaktivierung der Aminoglykoside). Weniger ototoxisch als andere Aminoglykoside

Nitrofurantoin Furadantin®

Spektrum:
Staphylokokken, Streptokokken, Enterokokken, E. coli, Klebsiellen

Dosierungen:

• Erwachsene	5 mg/kg/die p.o. verteilt auf 3–4 Dosen, möglichst nach den Mahlzeiten
• Kinder (> 1. Lebensjahr)	3–5 mg/kg/die p.o. in 3–4 Dosen

Bei Niereninsuffizienz	Kontraindikation

Nebenwirkungen:
Übelkeit, Erbrechen, Lungeninfiltrate, Photosensibilisierung, Neuropathie, Kopfschmerzen, Schwindel, selten Leukopenie, Anämie, Allergie

Kontraindikationen:
Eingeschränkte Nierenfunktion (GFR <50 ml/min), Schwangerschaft und Neugeborene bis zum 2. Lebensmonat

Bemerkungen:
Bei schweren Lebererkrankungen sollten andere Antibiotika eingesetzt werden

Norfloxacin Barazan®

Spektrum:
Nahezu alle grampositiven und gramnegativen Erreger von Harnweginfektionen und akuter bakterieller Gastroenteritis

Dosierungen:

• Erwachsene	2×400 mg p.o.
Bei Niereninsuffizienz	Bei einer Kreatininclearance von <30 ml/min entsprechend den Serum-Kreatininwerten zwischen 2,5 und 5 mg% beträgt die Dosis 400 mg 1×täglich

Nebenwirkungen:
Appetitlosigkeit, Übelkeit, Durchfall, Allergie, Schwindel, Kopfschmerzen; sehr selten Leukopenie, Eosinophilie, Anstieg von Transaminasen, alkal. Phosphatase und Kreatinin

Kontraindikationen:
Schwangerschaft und Stillperiode, Epilepsie, Kinder und Heranwachsende

Bemerkungen:
Im Vergleich zu anderen Antibiotika überdurchschnittlich hohe Resistenzentwicklung bei Pseudomonas und Staphylokokken. Dosisreduktion bei schweren Lebererkrankungen

Nystatin Moronal®

Spektrum:
Candida-Arten, Blastomyces-Arten, Coccidioides immitis, Cryptococcus neoformans, Histoplasma capsulatum und Aspergillus-Arten, unwirksam bei Dermatophyten und Aktinomyceten

Dosierungen:

• Erwachsene und Kinder	1,5–3 Mio I.E./die p.o. verteilt auf 3 Dosen
• Säuglinge	0,5–1 Mio I.E./die p.o. verteilt auf 3 Dosen
Bei Niereninsuffizienz (Erwachsene und Kinder)	Keine Dosisreduktion erforderlich

Nebenwirkungen:
Sehr selten, bei hoher oraler Dosierung Brechreiz, Erbrechen, dünne Stühle

Bemerkungen:
Antimykotikum zur lokalen Behandlung von Haut- und Schleimhaut-Soor. Bei Candida-Vaginitis tgl. 1–2 Ovula für mindestens 2 Wochen, in der Gravidität (zur Prophylaxe des Neugeborenen-Soor) 3–6 Wochen vor Geburtstermin

Ofloxacin Tarivid®

Spektrum:

Nahezu alle grampositiven u. gramnegativen Erreger einschließlich H. influenzae, Salmonellen, Shigellen, Yersinia, Campylobacter, Neisserien, Legionellen, nicht Anaerobier. Nur geringe Wirksamkeit gegen Ps. aeruginosa, Enterokokken, Streptokokken, Pneumokokken

Dosierungen:

- Erwachsene: 2×200–400 mg p.o., i.v.
- Kinder (>1. Lebensjahr): 7,5 mg/kg/die p.o. verteilt auf 2 Dosen; 5 mg/kg/die i.v. verteilt auf 2 Dosen

Bei Niereninsuffizienz (Erwachsene)

GFR	Krea	Max. Dos. (g)	DI (h)
120	0,8	0,2	12
45	2,0	0,2	24
18	3,5	0,2	24
8	6,0	0,1–0,2	24
2	15,5	0,1–0,2	24
0,5		0,1–0,2	24

Bei Niereninsuffizienz (Kinder)

GFR	Dosis (% der Normaldosis)
40	50 (1 Einzeldosis)
20	25 (1 Einzeldosis)
10	15 (1 Einzeldosis)
Anurie	15 (1 Einzeldosis); bzw. 20 n. HD

Nebenwirkungen:

Appetitlosigkeit, Übelkeit, Durchfall, Allergie, Schwindel, Kopfschmerzen, Hautveränderungen, ZNS-Störungen, Psychosen, sehr selten Leukopenie, Eosinophilie, Anstieg von Transaminasen, alkal. Phosphatase und Kreatinin

Kontraindikationen:
Schwangerschaft und Stillperiode, ZNS-Erkrankungen (v.a. Epilepsie), Kinder und Heranwachsende

Bemerkungen:
Bei Kindern nur bei vitaler Indikation. Im Vergleich zu anderen Antibiotika überdurchschnittlich hohe Resistenzentwicklung bei Pseudomonas und Staphylokokken. Dosisreduktion bei schweren Lebererkrankungen

Oxacillin Stapenor®

Spektrum:
Staphylokokken

Dosierungen:

• Erwachsene	4×0,5–1 g p.o., i.v. (–12 g/die p.o.)
• Kinder (>1. Lebensjahr)	50–100 mg/kg/die p.o., i.v. verteilt auf 3–4 Dosen
• Säuglinge	60 mg/kg/die, i.v. verteilt auf 3–4 Dosen

Bei Niereninsuffizienz (Erwachsene)

GFR	Krea	Max. Dos. (g)	DI (h)
120	0,8	2,0	6
45	2,0	2,0	6
18	3,5	1,5	6
8	6,0	1,5	8
2	15,6	1,0	8
0,5		2,0	24[1]

[1] 2–3 Hämodialysen/Woche werden in diesen Fällen als erforderlich vorausgesetzt. 1 Normaldosis initial

Bei Niereninsuffizienz (Kinder)	GFR	Dosis (% der Normaldosis)
	40	100 (4 Einzeldosen)
	20	75 (4 Einzeldosen)
	10	60 (3 Einzeldosen)
	Anurie	30 (1 Einzeldosis)

Nebenwirkungen:
Durchfall, Fieber, Exanthem, Transaminasenanstieg, Hb-Abfall, Leukopenie. Selten interstitielle Nephritis (Hämaturie), Eosinophilie

Kontraindikation:
Penicillinallergie

Bemerkungen:
Dosisreduktion bei eingeschränkter Leberfunktion

Pefloxaxin Peflacin®

Spektrum:
Nahezu alle grampositiven und gramnegativen Erreger von Harnweginfektionen

Dosierungen:
- Erwachsene 1×800 oder 2×400 mg p.o.

Nebenwirkungen:
Appetitlosigkeit, Übelkeit, Durchfall, Allergie, Schwindel, Kopfschmerzen, Hautveränderungen, Photodermatitis, sehr selten Leukopenie, Eosinophilie, Anstieg von Transaminasen, alkal. Phosphatase und Kreatinin

Kontraindikationen:
Schwangerschaft, Stillperiode, Kinder und Heranwachsende, ZNS-Erkrankungen (v.a. Epilepsie)

Bemerkungen:

Im Vergleich zu anderen Antibiotika überdurchschnittlich hohe Resistenzentwicklung bei Pseudomonas und Staphylokokken. In Deutschland für die Kurzzeittherapie von Harnweginfektionen zugelassen. Bei schweren Lebererkrankungen Dosisreduktion um 50%

Penicillin G diverse Präparate

Spektrum:

Insbesondere bei Meningokokken, Pneumokokken, Streptokokken; penicillinresistente Gonokokken seit 1976, penicillinresistente Pneumokokken (Südafrika) seit 1977

Dosierungen:

• Erwachsene	niedrige Dosis: 4×0,6–1,2 Mio I.E. i.v. hohe Dosis: 6×4 Mio. I.E. i.v. (z. B. Meningitis)
• Kinder (> 1. Lebensjahr)	50000–250000 I.E./kg/die i.m., i.v. verteilt auf 4–6 Dosen
• Neugeborene (< 1 Lebenswoche)	50000–250000 I.E./kg/die i.m., i.v. verteilt auf 2 Dosen bei Meningitis: 150000 I.E./kg/die i.v. verteilt auf 2 Dosen
• Neugeborene (> 1 Lebenswoche)	75000 I.E./kg/die i.m., i.v. verteilt auf 3 Dosen bei Meningitis: 250000 I.E./kg/die i.v. verteilt auf 4 Dosen

Bei Niereninsuffizienz (Erwachsene)

GFR	Krea	Max. Dos. (Mio. I.E.)	DI (h)
120	0,8	5	6
45	2,0	5	8
18	3,5	4	8
8	6,0	5	12
2	15,5	3	12
0,5		2	12[1]

[1] 2–3 Hämodialysen/Woche werden in diesen Fällen als erforderlich vorausgesetzt. 1 Normaldosis initial

Bei Niereninsuffizienz (Kinder)

GFR	Dosis (% der Normaldosis)
40	75 (3 Einzeldosen)
20	60 (3 Einzeldosen)
10	50 (2 Einzeldosen)
Anurie	20 (2 Einzeldosen) bzw. 30 n. HD

Nebenwirkungen:

Medikamentenfieber, Exantheme, hämolytische Anämie, Anaphylaxie (0,004–0,015%), Krämpfe (nur bei hohen Dosen und schneller i.v.-Injektion, z. B. 5 Mio. I.E. pro 5 min), selten interstitielle Nephritis

Kontraindikation:

Penicillinallergie

Bemerkungen:

Der Natrium- und Kaliumgehalt von Penicillin G ist bei schwerer Herz- oder Niereninsuffizienz zu beachten. Aktuelle Pneumokokkenresistenz in Deutschland s. Seite 144
Zur Umrechnung: 1 Mio. I.E. = 600 mg

Penicillin V	**Isocillin®, Megacillin oral®** u. a.

Spektrum:

Insbesondere gegen Meningokokken, Pneumokokken, Streptokokken; penicillinresistente Gonokokken seit 1976, penicillinresistente Pneumokokken (Südafrika) seit 1977

Dosierungen:

• Erwachsene	2×0,6–1,2 Mio. I.E. p.o.
• Kinder (>1. Lebensjahr)	40000–80000 I.E./kg/die p.o. verteilt auf 2(–3) Dosen
Bei Niereninsuffizienz	Krea-Clearance <10 ml/min max. Dosis 1,5 Mio. I.E./die, Zusatzdosis nach Hämodialyse 0,5 Mio. I.E.

Nebenwirkungen:

Medikamentenfieber, Exanthem, gastrointestinale Beschwerden, hämolytische Anämie, Anaphylaxie (0,004–0,015%), Krämpfe (nur bei hohen Dosen und schneller i.v.-Injektion, z. B. 5 Mio. I.E. pro 5 min), selten interstitielle Nephritis

Kontraindikation:

Penicillinallergie

Bemerkungen:

Aktuelle Pneumokokkenresistenz in Deutschland s. Seite 144. Es sind zwei weitere Phenoxypenicillinderivate im Handel: Propicillin (Baycillin®) und Azidocillin (Syncillin®), Dosierungen dieser Mittel siehe Packungsbeilagen. Umrechnungswerte von I.E. zu g: Penicillin V u. Azidocillin: 1 Mio. I.E. = 0,6 g, Propicillin: 1 Mio. I.E. = 0,7 g

Pipemidsäure Deblaston®

Spektrum:

E. coli, Klebsiellen, Enterobacter, indol-pos.- und -neg. Proteus, Serratia

Dosierungen:

• Erwachsene	2×400 mg p.o.
Bei Niereninsuffizienz	Bei einer Krea-Clearance <10 ml/min sollte Pipemidsäure nicht angewendet werden

Nebenwirkungen:

Übelkeit, Erbrechen, Hauterscheinungen

Kontraindikationen:

Kinder, Schwangerschaft, Epilepsie

Piperacillin Pipril®

Spektrum:

Nicht S. aureus(!), speziell Pseudomonas, Proteus, E. coli. Wirksam z. T. gegen Klebsiella, Enterobacter, Citrobacter, Bacteroides

Dosierungen:

• Erwachsene	3–4×2–4 g i.v.
• Kinder (>1. Lebensjahr)	100–300 mg/kg/die i.v. verteilt auf 4 Dosen
• Neugeborene	200–300 mg/kg/die i.v. verteilt auf 3 Dosen

Bei Niereninsuffizienz (Erwachsene)

GFR	Krea	Max. Dos. (g)	DI (h)
120	0,8	4	6
45	2,0	3	8
18	3,5	2	8
8	6,0	2	12
2	15,5	3	24
0,5		2	24[1]

[1] 2–3 Hämodialysen/Woche werden in diesen Fällen als erforderlich vorausgesetzt. 1 Normaldosis initial

Bei Niereninsuffizienz (Kinder)

GFR	Dosis (% der Normaldosis)
40	60 (3 Einzeldosen)
20	40 (3 Einzeldosen)
10	25 (2 Einzeldosen)
Anurie	15 (1 Einzeldosis)

Nebenwirkungen:
Gastrointestinale Symptome; Exanthem, Fieber, selten Transaminasenerhöhung, interstitielle Nephritis

Kontraindikationen:
Penicillinallergie

Bemerkungen:
Zusammen mit Azlocillin Penicillin der Wahl bei Pseudomonasinfektionen.
Piperacillin enthält 2,09 mmol/g Natrium

Piperacillin/ Tazobactam — Tazobac®

Spektrum:

Grampositive (nicht oxacillinresistente Staphylokokken u. E. faecium) und gramnegative Keime, speziell Pseudomonas, Proteus, E. coli, vor allem β-Laktamasebildner und Anaerobier

Dosierungen:

- Erwachsene, Kinder >12 Jahre: 2–3×4,5 g i.v.

Bei Niereninsuffizienz (Erwachsene)

GFR	Krea	Max. Dos. (g)	DI (h)
120	0,8	4,5	8
45	2,0	4,5	8
18	3,5	4,5	12
8	6,0	4,5	12
2	15,5	4,5	12
0,5		2,25	12

Bei Niereninsuffizienz (Kinder)

GFR	Dosis (% der Normaldosis)
40	70 (2 Einzeldosen)
20	35 (1 Einzeldosis)
10	30 (1 Einzeldosis)
Anurie	20 (1 Einzeldosis)

Nebenwirkungen:

Gastrointestinale Symptome, Exanthem, Fieber, selten Transaminasenerhöhung, interstitielle Nephritis

Kontraindikationen:

Penicillinallergie, Schwangerschaft und Stillzeit, Kinder <12. Lebensjahr

Bemerkungen:

Piperacillin-Präparate enthalten 2,09 mmol/g Natrium

Polymyxin B Polymyxin B®

Spektrum:

Gramnegative Keime, insbes. Ps. aeruginosa (nicht Proteus Spezies u. Serratia)

Dosierungen:

• Erwachsene u. Kinder >5 Jahre	4×75–100 mg p.o. 1,5–2,5 mg/kg/die i.v. verteilt auf 3–4 Dosen
• Kinder (2.–5. Lebensjahr)	3×50–75 mg p.o.; i.v. wie Erwachsene
• Kinder (<2. Lebensjahr)	3×25–50 mg p.o.; i.v. wie Erwachsene
• Säuglinge	20 mg/kg/die p.o. verteilt auf 4 Dosen; i.v. wie Erwachsene

Bei Niereninsuffizienz (Erwachsene)

GFR	Dosis (mg/kg/die)	DI (h)
50–80	0,75–1,25	12
10–50	0,6–1,25	12
<10	0,37–0,63	12

Bei Niereninsuffizienz (Kinder)

GFR	Dosis (% der Normaldosis)
40	50 (2 Einzeldosen)
20	25 (1 Einzeldosis)
10	20 (1 Einzeldosis)
Anurie	15 (1 Einzeldosis)

Nebenwirkungen:

Nephrotoxizität, neuromuskuläre Blockade, Neurotoxizität, Parästhesien, Ataxie, Fieber

Kontraindikationen:

Schwangerschaft und Stillperiode, Niereninsuffizienz, Instillation in Körperhöhlen (außer Harnblase) und Lokalbehandlung offener Wunden

Bemerkungen:

Vorsicht bei gleichzeitiger Gabe von Substanzen mit Curarewirkung.
Zur Umrechnung der I.E.: 1 Tbl. = 0,25 Mio. I.E. = 25 mg, 1 Amp. = 0,5 Mio. I.E. = 50 mg

Protionamid ektebin®

Spektrum:

M. tuberculosis und M. kansasii

Dosierungen:

• Erwachsene	6–10 mg/kg/die p.o.; 750 mg p.o. bei 80 kg und mehr (mit Mahlzeiten und Antazida)
• Kinder	5–15 mg/kg/die p.o. verteilt auf 2–3 Dosen

Nebenwirkungen:

Magen-Darm-Störungen (bis zu 50%), Neutropenie, Hypothermie, Hypoglykämie (bei Diabetikern). Selten: Periphere Neuropathie, Krämpfe, Exantheme, Purpura, Stomatitis, Menstruationsstörungen

Kontraindikationen:

Schwangerschaft 1. Trimenon, schwerer Leberschaden

Bemerkungen:

Monatlich Transaminasen bestimmen

Pyrazinamid — Pyrafat®, Pyrazinamid-Hefa®

Spektrum:

M. tuberculosis

Dosierungen:

• Erwachsene	30 mg/kg/die p.o., i.m. in 1 Dosis; max. 2,5 g
• Kinder	25–35 mg/kg/die p.o. in einer Dosis
Bei Niereninsuffizienz (Erwachsene)	Gewicht <50 kg: 2×wöchentlich 3 g oder 3×wöchentlich 2 g. Gewicht >50 kg: 2×wöchentlich 3,5 g oder 3×wöchentlich 2,5 g

Bei Niereninsuffizienz (Kinder)

GFR	Dosis (% der Normaldosis)
40	100
20	75 (1 Einzeldosis)
10	50 (1 Einzeldosis)
Anurie	100 nach HD 3×/Wo

Nebenwirkungen:

Arthralgie, Harnsäureanstieg, Leberschäden, gastrointestinale Beschwerden, selten Photosensibilität

Kontraindikationen:

Schwerer Leberschaden, Gicht

Bemerkungen:

Überwachung der Leberfunktion, vor allem auch vor der Therapie, bei schweren Lebererkrankungen sollten andere Antibiotika eingesetzt werden

Quinupristin/ Dalfopristin — Synercid®

Spektrum:
S. aureus, koagulase-negative Staphylokokken, E. faecium, S. pyogenes, S. pneumoniae

Dosierungen:

• Erwachsene und Kinder	3×7,5 mg/kg (nosokomiale Pneumonien, Infektionen durch VRE) 2×7,5 mg/kg (Haut- und Weichteilinfektionen)
Bei Niereninsuffizienz (Erwachsene und Kinder)	Keine Dosisanpassung erforderlich

Nebenwirkungen:
Entzündung, Schmerz, Thrombophlebitis bei peripher-venösem Zugang (nicht bei ZVK), Myalgien, Arthralgien, gastrointestinale Störungen, Anstieg von Bilirubin (gesamt und konjugiert) und Transaminasen

Kontraindikationen:
Unverträglichkeit gegenüber Streptogramin-Antibiotika

Bemerkungen:
Dosisreduktion bei Leberinsuffizienz

Rifabutin — Alfacid®, Mycobutin®

Spektrum:
M. tuberculosis (in über 30% auch gegen Rifampicin-resistente Stämme), M. leprae, M. avium-intracellulare, M. fortuitum, M. kansasii, M. marinum, M. ulcerans

Dosierungen:

• Erwachsene	Prophylaxe einer MAC-Infektion: 0,3 g/die p.o. Therapie einer MAC-Infektion: 0,45 bis 0,6 g/die p.o. (bei Kombination mit Clarithromycin: 0,3 g/die p.o.) Therapie einer (multiresistenten) TB: 0,15 g/die p.o. (stets Kombinationstherapie; bei vorbehandelten Patienten 0,3–0,45 g/die p.o.) *MAC-Infektion = Infektion mit M. avium/ M. intracellulare-Komplex*
Bei Niereninsuffizienz	Bei Krea-Clearance <30 ml/min Dosisreduktion um 50%

Nebenwirkungen:

Gastrointestinale Symptome, Transaminasenanstieg, Leukopenie, Thrombozytopenie, Anämie, Gelenk- und Muskelschmerzen, Fieber, Hautrötungen, selten Hautverfärbungen, Überempfindlichkeitsreaktionen (Eosinophilie, Bronchospasmen, Schock), leichte bis schwere Uveitis (reversibel); erhöhtes Risiko für Uveitis bei Kombination mit Clarithromycin oder Fluconazol

Kontraindikationen:

Überempfindlichkeit gegen Rifabutin oder Rifampicin, Schwangerschaft, Stillzeit, schwere Lebererkrankungen, keine Kombination mit Rifampicin

Bemerkungen:

Regelmäßige Überwachung der Leukozyten- und Thrombozytenzahlen sowie der Leberenzyme während der Therapie. Bei schweren Leberschäden kann eine Dosisreduktion notwendig sein

Rifampicin Rifa®, Eremfat®

Spektrum:

M. tuberculosis, M. leprae, M. kansasii, M. marinum; grampositive Kokken, Legionellen, Chlamydien, Meningokokken, Gonokokken, H. influenzae; nicht M. avium-intracellulare und M. fortuitum

Dosierungen:

• Erwachsene	1×600 mg p.o. über 60 kg 1×450 mg bis 60 kg
• Kinder	10–15 mg/kg/die p.o. verteilt auf 1(–2) Dosen
Bei Niereninsuffizienz (Erwachsene und Kinder)	Rifampicin ist nicht nephrotoxisch und kann bei Patienten mit verschiedenen Graden der Niereninsuffizienz in normaler Dosierung 10 mg/kg KG, Maximaldosis 600 mg/die, gegeben werden

Nebenwirkungen:

Gastrointestinale Symptome, Drug-Fieber, Juckreiz mit oder ohne Hautausschlag, Anstieg von Transaminasen und alkal. Phosphatase, selten Ikterus, Eosinophilie, ZNS-Symptome, Thrombozytopenie, Leukopenie

Kontraindikationen:

Schwerer Leberschaden, Ikterus, Schwangerschaft

Bemerkungen:

Überwachung der Leberfunktion und des Serumkreatinins vor und während der Therapie

Roxithromycin Rulid®, Roxigrün®

Spektrum:

Grampositive Erreger, insbesondere Staphylokokken, Streptokokken, Pneumokokken, Corynebacterium diphtheriae, Mykoplasmen, B. pertussis, Legionellen, Chlamydien, Campylobacter, relativ häufig resistente Staphylokokken

Dosierungen:

- Erwachsene: 2×150 mg oder 1×300 mg p.o.
- Kinder: 5–7,5 mg/kg/die p.o. verteilt auf 2 Dosen

Bei Niereninsuffizienz (Erwachsene): Bei eingeschränkter Nierenfunktion ist keine Dosisreduktion nötig. Die Gesamttherapiedauer sollte 2–3 Wochen nicht überschreiten

Bei Niereninsuffizienz (Kinder):

GFR	Dosis (% der Normaldosis)
40	100
20	100
10	100
Anurie	50 (1 Einzeldosis)

Nebenwirkungen:

Gastrointestinale Symptome, selten Exantheme

Kontraindikationen:

Schwangerschaft, Neugeborenenperiode

Bemerkungen:

Roxithromycin hat gegenüber Erythromycin eine verbesserte Pharmakokinetik, bei schwerer Leberfunktionsstörung Halbierung der Tagesdosis

Sparfloxacin Zagam®

Spektrum:

Wie Ciprofloxacin, auch wirksam gegen penicillin- und/oder makrolid-resistente Pneumokokken, wirksamer gegen S. aureus

Dosierungen:

• Erwachsene:	1. Tag: 1×400 mg p.o. ab dem 2. Tag: 1×200 mg p.o.
Bei Niereninsuffizienz	bei Krea-Clearance ⩾30 ml/min ist keine Dosisanpassung erforderlich; bei Krea-Clearance <30 ml/min 400 mg am 1. Tag, dann 200 mg p.o. alle 48 h für max. 2 Wochen

Nebenwirkungen:

Photosensibilisierung, Herzrhythmusstörungen (selten), Muskel- und Gelenkschmerzen, Tendinitiden, gastrointestinale Beschwerden, ZNS-Störungen, Überempfindlichkeitsreaktionen

Kontraindikationen:

Überempfindlichkeit gegenüber Chinolonen, zeitgleiche Anwendung von Amiodaron, Sotalol, Bepridil, Schwangerschaft und Stillzeit, Kinder und Jugendliche in der Wachstumsphase, Sehnenerkrankungen in der Anamnese, Glukose-6-Phosphat-Dehydrogenase-Mangel, bekannte QT-Intervall-Verlängerung

Bemerkungen:

Reserveantibiotikum zur Behandlung der ambulant erworbenen Pneumonie bei Patienten mit erfolgloser antibiotischer Vorbehandlung, Grunderkrankungen oder sonstigen Risikofaktoren sowie Verdacht auf penicillinresistente Pneumokokken. Bei Leberinsuffizienz ohne Cholestase keine Dosisanpassung erforderlich

Spectinomycin Stanilo®

Spektrum:
Gonokokken (insbesondere penicillinresistente Keime)

Dosierungen:

• Männer	einmalige Gabe von 2 g i.m.
• Frauen	einmalige Gabe von 4 g i.m.
• Kinder	einmalige Gabe von 40 mg/kg i.m.
Bei Niereninsuffizienz (Erwachsene und Kinder)	Keine Dosisreduktion erforderlich

Nebenwirkungen:
Exanthem, Fieber, Schmerzen bei i.m. Injektion

Kontraindikationen:
Schwangerschaft, Neugeborene

Streptomycin Streptomycin „Grünenthal"®

Spektrum:
M. tuberculosis, Brucellen, Yersinia pestis, Francisella tularensis, Staphylokokken, Enterokokken, Streptokokken, nicht: atypische Mykobakterien

Dosierungen:

• Erwachsene	15 mg/kg/die i.m.
• Kinder (>1. Lebensjahr)	20–40 mg/kg/die i.m. verteilt auf 2 Dosen

Bei Niereninsuffizienz (Erwachsene)

Krea-Clearance	Max. Dos. (g)	DI (h)
50–80	7,5	24
10–50	7,5	48
<10	7,5	72

Initialdosis von 5 mg/kg. Zusatzdosis nach Hämodialyse: 5 mg/kg

Bei Niereninsuffizienz (Kinder)	GFR	Dosis (% der Normaldosis)
	40	80 (DI verl.)
	20	40 (DI verl.)
	10	30 (DI verl.)
	Anurie	25 (DI verl.)

Nebenwirkungen:
Schwindel, Parästhesien, Übelkeit, Erbrechen, Sehstörungen, Nephrotoxizität, periphere Neuropathie, allergische Hauterscheinungen (ca. 5%), Drug-Fieber, Lymphadenopathie, Leukopenie, Ototoxizität insges. ca. 8%

Kontraindikationen:
Parenterale Gabe im 1. Trimenon der Schwangerschaft, ab 4. Schwangerschaftsmonat nur bei vitaler Indikation

Bemerkungen:
Monatl. Audiogramm. Keine Kombination von Streptomycin mit anderen Aminoglykosiden, auch nicht mit rasch wirkenden Diuretika wie Etacrynsäure oder Furosemid. Bei schweren Lebererkrankungen sollten andere Antibiotika eingesetzt werden

Sulbactam Combactam®

Spektrum:
Hemmung der β-Laktamasen verschiedener grampositiver und gramnegativer Erreger

Dosierungen:

• Erwachsene	0,5–1 g i.v., i.m. zum Zeitpunkt der Antibiotikagabe
• Kinder	150 mg/kg/die, verteilt auf 3 Dosen

Bei Niereninsuffizienz (Erwachsene)	GFR	Max. Dos. (g)	DI (h)
	30–15	1	12
	15–5	1	24
	<5	1	48
	nach HD zusätzlich 1 g		

Bei Niereninsuffizienz (Kinder)	GFR	Dosis (% der Normaldosis)
	40	60 (3 Einzeldosen)
	20	30 (2 Einzeldosen)
	10	20 (1 Einzeldosis)
	Anurie	15 (1 Einzeldosis)

Nebenwirkungen:

Allergische Reaktionen bis zum anaphylaktischen Schock, gastrointestinale Beschwerden, selten Kreatinin- und Transaminasenanstieg, sehr selten Krampfanfälle

Kontraindikationen:

Allergien gegen β-Laktamantibiotika, Schwangerschaft und Stillzeit

Bemerkungen:

In Kombination mit Mezlocillin, Piperacillin, Cefotaxim und Cefoperazon zugelassen. Sehr guter Synergismus bei Acinetobacter baumanii, Citrobacter, Staphylokokken und Anaerobiern, mäßig bei E. coli und Klebsiellen, sehr gering bei Ps. aeruginosa

Sulfonamide diverse Präparate

Viele Sulfonamide bekannt, die sich nur in ihrer Halbwertszeit unterscheiden; Kurzzeitsulfonamide (z. B. Sulfisomidin) und Mittelzeitsulfonamide (z. B. Sulfamethoxazol)

Spektrum:

Streptokokken, Pneumokokken, Staphylokokken, E. coli, nicht: Enterokokken, Klebsiella, Enterobacter, Proteus und

Pseudomonas; fast ausschließlich indiziert bei Harnweginfektionen

Dosierungen:

- Erwachsene

Kurzzeitsulfonamide (z. B. Sulfisomidin)	40–60 mg/kg/die p.o. verteilt auf 4–6 Dosen
Mittelzeitsulfonamide (z. B. Sulfamethoxazol)	30–50 mg/kg/die p.o. verteilt auf 2 Dosen

Nebenwirkungen:

Allergien, Exantheme, Photosensibilität, Fieber, Hepatotoxizität, Leukopenie, Thrombopenie, Kristallurie, gastrointestinale Nebenwirkungen, hämolytische Anämie, Lyell-Syndrom, selten: Periarteriitis nodosa, Lupus erythematodes

Kontraindikationen:

Sulfonamidüberempfindlichkeit, 1. Schwangerschaftsdrittel, 2 Wochen vor Entbindungstermin, 1. Monat der Stillperiode, Früh- und Neugeborene (außer bei Toxoplasmose), G-6-PD-Mangel, bestimmte Hämoglobinopathien, Niereninsuffizienz, Leberparenchymschaden, Photosensibilität

Bemerkungen:

Für ausreichende Flüssigkeitszufuhr sorgen

Teicoplanin Targocid®

Spektrum:

Vor allem oxacillinresistente Staphylokokken, Enterokokken, Streptokokken, Clostridium difficile, Corynebacterium jeikeium

Dosierungen:

- Erwachsene: 1×400 mg i.m. oder i.v. als Kurzinfusion oder Injektion; bei schweren In-

	fektionen 1×800 mg initial, bei lebensbedrohlichen Infektionen 3 Dosen von je 800 mg im Abstand von 12 h, dann weiter 400 mg täglich, 12 mg/kg/die bei sept. Arthritis, Endokarditis oder HIV
• Kinder (>1. Lebensjahr)	die ersten 3 Dosen im Abstand von 12 h je 10 mg/kg i.v., dann 6–10 mg/kg/die i.v. als Einmaldosis
• Neugeborene	1. Dosis 16 mg/kg/die i.v., dann 8 mg/kg/die i.v. als Einmaldosis
Bei Niereninsuffizienz (Erwachsene)	Ab dem 4. Behandlungstag ist wie folgt zu dosieren: Krea-Clearance 40–60 ml/min: 1/2 Tagesdosis Krea-Clearance <40 ml/min: $\frac{\text{Krea-Clear.}}{\text{norm. Krea-Clear.}} \times \text{norm. Tagesdosis}$ Bei Hämodialyse 800 mg 1. Woche, dann 400 mg am 8., 15. usw. Tag

Bei Niereninsuffizienz (Kinder)

GFR	Dosis (% der Normaldosis)
40	40 (1 Einzeldosis)
20	20 (1 Einzeldosis)
10	10 (1 Einzeldosis)
Anurie	LD 15 mg/kg, dann nach Spiegel

Nebenwirkungen:

Weniger Nephrotoxizität und Flush als bei Vancomycin

Kontraindikationen:

Schwangerschaft und Stillperiode

Tetracyclin Achromycin®

Spektrum:
Grampositive, gramnegative Erreger, Mykoplasmen, Chlamydien, nicht: Proteus Spezies, Ps. aeruginosa, relativ häufig Resistenzen bei Pneumokokken, Streptokokken, Staphylokokken und gramnegativen Keimen

Dosierungen:

• Erwachsene	3–4×0,5–1 g p.o.
• Kinder (>1. Lebensjahr)	25–50 mg/kg/die p.o. verteilt auf 4 Dosen
Bei Niereninsuffizienz	Die klassischen Tetracycline sollten bei Niereninsuffizienz nicht mehr angewandt werden, da sie zur Steigerung des Harnstoffspiegels, Erbrechen und Diarrhoe führen können

Nebenwirkungen:
Gastrointestinale Nebenwirkungen, Photosensibilität, Exantheme, selten Anaphylaxie, Zahnverfärbung, Hepatotoxizität, Pseudotumor cerebri, neg. Stickstoffbilanz (Harnstoff-N-Anstieg)

Kontraindikationen:
Schwangerschaft, bei Kindern <7 Lebensjahre nur bei vitaler Bedrohung, Niereninsuffizienz, bei schweren Lebererkrankungen sollten andere Antibiotika eingesetzt werden

Tobramycin Gernebcin®

Spektrum:
Grampositive Keime (Staphylokokken, nicht: Pneumokokken, Streptokokken, Enterokokken, Neisserien), gramnegative Keime, besonders wirksam bei Pseudomonas aeruginosa

Dosierungen:

• Erwachsene	3–5 mg/kg/die i.m., i.v. verteilt auf 1–3 Dosen (30–60 min Kurzinfusion) Harnweginfektion: 2 mg/kg/die i.m. verteilt auf 1–2 Dosen Applikation der Gesamtdosis 1×pro Tag möglich
• Kinder (>1. Lebensjahr)	5–7 mg/kg/die i.m., i.v. verteilt auf 3(–4) Dosen
• Neugeborene (<1 Lebenswoche)	5 mg/kg/die i.m., i.v. verteilt auf 2 Dosen (auch bei Körpergewicht unter 1200 g)
• Neugeborene (>1 Lebenswoche)	7,5 mg/kg/die i.m., i.v. verteilt auf 3 Dosen

Bei Niereninsuffizienz (Erwachsene)

GFR	Krea	Max. Dos. (g)	DI (h)
120	0,8	0,12	8
45	2,0	0,12	12
18	3,5	0,04	12
8	6,0	0,04	24
2	15,5	0,02	24[1]
0,5		0,02	24[1,2]

[1] in lebensbedrohlichen Fällen Initialdosis von 100 mg

[2] 2–3 Hämodialysen/Woche werden in diesen Fällen für erforderlich gehalten. 1 Normaldosis initial

Bei Niereninsuffizienz (Kinder)

GFR	Dosis (% der Normaldosis)
40	60 (1 Einzeldosis); LD 4 mg/kg
20	20 (1 Einzeldosis); LD 4 mg/kg

GFR	Dosis (% der Normaldosis)
10	10 (1 Einzeldosis); LD 3 mg/kg
Anurie	5 (1 Einzeldosis) bzw. 15 n. HD; LD 2 mg/kg

LD = Loading Dose

Nebenwirkungen:
Ototoxizität und Nephrotoxizität, besonders, wenn Spitzenspiegel >10 µg/ml bzw. Talspiegel >2 µg/ml, bei vorangegangener Aminoglykosid-Therapie und gleichzeitiger Gabe von Furosemid oder Etacrynsäure. Eosinophilie, Arthralgie, Fieber, Exanthem, neuromuskuläre Blockade

Kontraindikation:
Parenterale Gabe im 1. Trimenon der Schwangerschaft, ab 4. Schwangerschaftsmonat nur bei vitaler Indikation

Bemerkungen:
Aminoglykosid der Wahl bei Pseudomonas aeruginosa. Aminoglykosid-Lösungen nicht mit Penicillinen oder Cephalosporinen mischen (Inaktivierung der Aminoglykoside)

Vancomycin — Vancomycin®

Spektrum:
Vor allem oxacillinresistente Staphylokokken, Enterokokken, Clostridium difficile, Corynebacterium jeikeium

Dosierungen:

• Erwachsene	2×1 g i.v. oder 4×0,5 g (nie mehr als 10 mg/min, mindestens über 60 min)
• Kinder (>1. Lebensjahr)	40 mg/kg/die i.v. verteilt auf 2–4 Dosen
• Neugeborene (<1 Lebenswoche)	20 mg/kg/die i.v. verteilt auf 2 Dosen (auch bei Körpergewicht unter 1200 g)

• Neugeborene (>1 Lebenswoche)	30 mg/kg/die i.v. verteilt auf 3 Dosen		
Bei Niereninsuffizienz (Erwachsene)	GFR	Max. Dos. (g)	DI (h)
	45	0,66	24
	18	0,2	24
	8	0,1	24
	Bei anurischen Patienten beträgt die Initialdosis 15 mg/kg KG, die Erhaltungsdosis 1,9 mg/kg KG täglich. Bei regelmäßiger Hämodialyse beträgt im Normalfall die Initialdosis 1 g, die Erhaltungsdosis 1 g wöchentlich. Regelmäßige Serumspiegelbestimmungen werden dringend empfohlen		
Bei Niereninsuffizienz (Kinder)	GFR	Dosis (% der Normaldosis)	
	40	30	
	20	10 (1 Einzeldosis)	
	10	5 (1 Einzeldosis)	
	Anurie	25 nach HD? (Spiegel!)	

Nebenwirkungen:

Exanthem, Phlebitis, Nephro- und Ototoxizität, Leukopenie, Eosinophilie, Thrombozytopenie

Kontraindikationen:

Schwangerschaft, akutes Nierenversagen, vorbestehende Schwerhörigkeit

Bemerkungen:

Spitzenspiegel sollte 40 mg/l nicht überschreiten, Talspiegel sollte zwischen 5–10 mg/l liegen. Erhöhte Vorsicht bei gleichzeitiger Gabe von Aminoglykosiden und anderen potentiell oto- und nephrotoxischen Substanzen

10 Antibiotikatherapie der wichtigsten Infektionen bei Kindern und Erwachsenen

Im folgenden werden Antibiotika-Dosierungen nur angegeben, wenn sie von den Dosierungsempfehlungen in Kapitel 9 abweichen.

Adnexitis

Häufigste Erreger:

Chlamydien, Gonokokken, Mykoplasmen, E. coli, Anaerobier

Primäre Therapie

(Bei Verdacht auf Gonorrhoe siehe Seite 154):

ambulant: 250 mg Ceftriaxon i.m. (Einmalgabe)+2×100 mg Doxycyclin p.o. 10–14 Tage, 200 mg Doxycyclin p.o. 20 Tage (vor allem bei Verdacht auf Chlamydien)

stationär: Doxycyclin 2×100 mg i.v. +4×2 g Cefoxitin i.v. 4 Tage, dann Doxycyclin 2×100 mg p.o. 10 Tage; Amoxicillin/Calvulansäure, Ampicillin/Sulbactam

Schwangere: Erythromycin 4×500 mg p.o. oder Amoxicillin 3×500 mg p.o. 14 Tage

Aktinomykose

Erreger:

Actinomyces Spezies

Primäre Therapie:

Penicillin G 10–20 Mio I.E./die oder Ampicillin 50–100 mg/kg/die i.v. 4–6 Wochen, anschließend Penicillin V 3–6 Mio I.E./die oder Amoxicillin 3×500 mg p.o. 6(–12) Mo.

Alternativen:

Doxycyclin, Clindamycin, Ceftriaxon; bei Penicillinallergie Roxithromycin

Bemerkungen:

Häufig chirurgische Intervention notwendig. Wegen häufiger Mischinfektionen Ampicillin i.v., dann Amoxicillin p.o. bevorzugen

Amöbiasis

Erreger:

Entamoeba histolytica

Primäre Therapie (intestinale Form):

Metronidazol 3×750 mg p.o. 10 Tage, dann Paromomycin 3×500 mg p.o. 7 Tage

Alternativen:

Tinidazol 2×1 g p.o. 3 Tage, dann Paromomycin 3×500 mg p.o. 7 Tage

Bemerkungen:

Asymptomatische Ausscheider sollten wegen der Gefahr der Gewebsinvasion ebenfalls behandelt werden (Paromomycin 3×500 mg 7 Tage)

Amnionitis, septischer Abort

Häufigste Erreger:

Bacteroides, Streptokokken der Gruppen A und B, Enterobakterien, C. trachomatis

Primäre Therapie:

Ampicillin/Sulbactam + Doxycyclin, Piperacillin/Tazobactam + Doxycyclin

Alternativen:

Cephalosporine (3. Gen.) + Clindamycin, Carbapeneme + Doxycyclin

Arthritis

Häufigste Erreger:

- Erwachsene: S. aureus, Gonokokken, Kingella kingae; postop. oder nach Gelenkpunktion: S. aureus, Pseudomonas, Proteus
  chronische Monarthritis: Brucellen, Mykobakterien, Nokardien, Pilze
  nach Fremdkörperimplantation: S. aureus, S. epidermidis
- bei Kindern (ohne Osteomyelitis): Kingella kingae, H. influenzae, Streptokokken, Staphylokokken
- bei Säuglingen: S. aureus, gramnegative Keime

Primäre Therapie:

- Erwachsene: Flucloxacillin 3 Wochen
  chron. Monarthritis: nach Erreger
- Kinder: H. influenzae: Ampicillin, Cefotaxim, Cefamandol für 10–14 Tage
  Streptokokken: Penicillin G 3–4 Wochen
  Staphylokokken: Flucloxacillin, ältere Cephalosporine 3–4 Wochen
- Säuglinge: ältere Cephalosporine + Aminoglykoside 3–4 Wochen

Alternativen:

- Erwachsene: Cephalosporine ± Aminoglykoside

Bemerkungen:

Grampräparat bzw. Methylenblau-Präparat des Eiters und Blutkulturen geben in den meisten Fällen wichtige Hinweise auf den Erreger. Chirurgische Konsultation und evtl. Intervention nötig

Aspergillose

Erreger:

Aspergillus Spezies

Primäre Therapie:

Amphotericin B 1×1,0–1,5 mg/kg i.v. (± Flucytosin), mindestens 14 Tage

Alternativen:

2 Wochen Amphotericin B, dann Itraconazol 1×400 mg p.o., die ersten 3 Tage 1×800 mg

Bemerkungen:

Keine Kombination von Amphotericin B und Azol-Derivaten (Antagonismus!). Bei vorangegangener Therapie mit Azol-Derivaten schlechte Wirksamkeit von Amphotericin B. AmBisome® (sehr teuer!) bei Unverträglichkeit von Amphotericin B, höhere Dosierung als bei Amphotericin B möglich (3–5 mg/kg/die)

Bakteriurie (asymptomatisch)

Häufigste Erreger:

Verschiedene Erreger, meist gramnegativ

Primäre Therapie:

Antibiotika meist nicht indiziert (Ausnahme: Schwangerschaft, Diabetes mellitus, Immunsuppression, höheres Lebensalter, nach urologischen Eingriffen [aufgrund von Obstruktionen]. Therapie mit Amoxicillin oder Oralcephalosporinen 3 Tage)

Bemerkungen:

Bei asymptomatischer Bakteriurie (keine Leukozyturie, Fieber, Senkungsbeschleunigung, klinische Beschwerden) meist keine Antibiotikatherapie notwendig

Borreliose (Lyme-Krankheit)

Erreger:

Borrelia burgdorferi

Primäre Therapie:

In der Frühphase (Erythema chronicum migrans):

- Erwachsene: Doxycyclin 2×100 mg p.o. 14–21 Tage
- Kinder: Amoxicillin 25–50 mg/kg/die p.o. verteilt auf 3 Dosen. Über 9 Jahre: Doxycyclin 2×100 mg p.o. 14–21 Tage

In späteren Phasen (Karditis, Meningopolyneuritis, Arthritis):

- Erwachsene: Ceftriaxon 2 g/die i.v. 14-21 Tage, Penicillin G 4×5 Mio. I.E. i.v. 10–20 Tage
- Kinder: Ceftriaxon 50(–100) mg/kg/die i.v. 14–21 Tage (max. 2 g/die), Penicillin G 250000 I.E./kg/die i.v. verteilt auf 4–6 Dosen 14–21 Tage

Alternativen:

In der Frühphase:

- Erwachsene: Benzathin-Penicillin 2,4 Mio. I.E. i.m. als Einmalgabe oder Amoxicillin 3×500 mg p.o. 14–21 Tage oder Cefuroximaxetil 2×500 mg p.o. oder Cefpodoximproxetil 2×200 mg p.o. 10–20 Tage oder Ceftriaxon 1 g/die i.v. 5 Tage

In späteren Phasen (Facialisparese, Meningoencephalitis):

- Erwachsene: Ceftriaxon 1–2×2 g oder Cefotaxim 3×2 g i.v. 14–21 Tage, in leichten Fällen 2×100 mg Doxycyclin p.o.
- Kinder: Ceftriaxon 50(–100) mg/kg/die i.v. 14–21 Tage (max. 2 g/die)

Bemerkungen:

Antibiotikatherapie in der Frühphase (entzündeter Zeckenbiß, Erythema chronicum migrans) kann Spätkomplikationen verhindern. Indikation zur Antibiotikatherapie großzügig stellen, da Erregernachweis schwierig. Möglicherweise verhindern 3 Tage 200 mg Doxycyclin p.o. nach Zeckenbiß die Borreliose. Serologie in der Frühphase häufig negativ

Bronchitis

Häufigste Erreger:

Akute Bronchitis: meist Viren

Chronische Bronchitis: Pneumokokken, Streptokokken, H. influenzae, Moraxella catarrhalis

Primäre Therapie:

- Erwachsene: akute Bronchitis (Viren): keine Antibiotikatherapie notwendig
  chronische Bronchitis: Amoxicillin, Amoxicillin/Clavulansäure, Ampicillin/Sulbactam 5(–10) Tage
- Kinder: Oralpenicilline, Oralcephalosporine, Erythromycin 7 Tage (Chemotherapie wegen meist viraler Genese häufig überflüssig)
- Säuglinge: Chemotherapie (Penicilline) nur bei Otitis media und Bronchopneumonie nötig für 7 Tage, meist virale Genese

Alternativen:

- Erwachsene: Oralcephalosporine, Makrolide, Chinolone (Gr. II, III)

Bemerkungen:

Bei akuter Bronchitis (Viren) meist keine Antibiotikatherapie notwendig. Bei akuter Exazerbation einer chronischen Bronchitis mit Fieber, Leukozytose, eitrigem Sputum Antibiotikatherapie sinnvoll (Sputum-Bakteriologie!). Therapiedauer bis 5 Tage nach Entfieberung und klinischer Besserung. 2×tägliche Dosierung gleich wirksam wie 3–4×tägliche Gabe. Penicillinresistenz von Pneumokokken bei MHK >1 mg/l; partiell resistent bei MHK 0,1–1 mg/l. In beiden Fällen Cefotaxim, Ceftazidim, Ceftriaxon, Chinolone (Gr. III, IV). Aktuelle Pneumokokkenresistenz in Deutschland: Erythromycin 6,4%, Tetracyclin 12,4%, Penicillin-Teilresistenz 2,7%

Brucellose

Häufigste Erreger:

Brucella abortus (M. Bang), Brucella melitensis (Malta-Fieber)

Primäre Therapie:

- Erwachsene: 900 mg/die Rifampicin p.o. + 2×100 mg Doxycyclin p.o. 30 Tage oder 1×200 mg Doxycyclin p.o. + 1×600 mg Rifampicin 6 Wochen oder 2×100 mg Doxycyclin p.o. 45 Tage + 300 mg/die i.m. Netilmicin 7 Tage
- Kinder über 8 Jahre: 5 mg/kg/die Doxycyclin 3 Wochen + 5 mg/kg/die Gentamicin die ersten 5 Tage
- Kinder unter 8 Jahre: 10 mg/kg/die Cotrimoxazol 3 Wochen + 5 mg/kg/die Gentamicin die ersten 5 Tage

Alternativen:

- Erwachsene: Doxycyclin 21 Tage + Streptomycin 1 g/die 2 Wochen oder bei schlechtem Ansprechen Cotrimoxazol + Gentamicin + Doxycyclin 4 Wochen
- Kinder über 8 Jahre: Doxycyclin + Rifampicin 30 Tage
- Kinder unter 8 Jahre: Rifampicin (15 mg/kg/die) + Cotrimoxazol (5–10 mg TMP/kg/die) 45 Tage p.o.

Candidiasis

Erreger:

Candida Spezies

Therapie:

- Haut: Amphotericin B, Clotrimazol, Miconazol, Nystatin lokal 3–4×tgl. 7–14 Tage; Ketoconazol 1×400 mg p.o. 14 Tage
- Schleimhaut: Nystatin lokal; bei schweren Fällen: Ketoconazol 200–400 mg/die p.o., Fluconazol 100–200 mg/die p.o.
- Bronchopulmonal: Amphotericin B, Fluconazol, Itraconazol, evtl. zusätzlich Amphotericin B-Aerosol

- Harntrakt: Einzeldosis Amphotericin B 0,3 mg/kg i.v.; Fluconazol (erster Tag: 1×200 mg p.o.; dann 1×100 mg für 4 Tage); Katheterwechsel (40% Spontanheilung)
- Sepsis: mit oder ohne ZVK: Amphotericin B 0,5–0,6 mg/kg/die i.v. bis zu einer Gesamtdosis von 5–7 mg/kg; Fluconazol 400 mg/die i.v. 7 Tage, dann 14 Tage p.o.
  in Neutropenie (stabil): Fluconazol 400 mg/die i.v. 7 Tage, dann p.o. bis Neutropenieende; Amphotericin B 0,5–0,6 mg/kg/die i.v. bis zu einer Gesamtdosis von 5–7 mg/kg, dann Fluconazol 400 mg/die p.o. bis Neutropenieende
  schwere Fälle, metastatische Absiedelungen: Amphotericin B 0,8–1 mg/kg/die i.v. ± Flucytosin 4×5 mg/kg p.o.; Amphotericin B ± Fluconazol 400–1600 mg/die i.v. (1. Tag 800 mg/die)
- Endokarditis: wie Sepsis (Amphotericin B + Flucytosin)
- Meningitis: wie Sepsis (Amphotericin B + Flucytosin)

Bemerkungen:

- Cave: Antazida. Bei Azolderivaten (Ausnahme: Fluconazol) ist ein saurer Magen-pH zur Resorption notwendig.
- Fluconazol ist unwirksam bei C. krusei und nur schwach wirksam bei C. glabrata.
- Bei Amphotericinunverträglichkeit: AmBisome® (sehr teuer!) oder Amphotericin B in Glucose 5% lösen, dann in 250 ml 20% Intralipid® applizieren.
- Prädisponierende Faktoren für eine Candidiasis: Diabetes mellitus, immunsuppressive Therapie, abgeschwächte körpereigene Abwehr (z.B. HIV/AIDS), Breitspektrumantibiotikatherapie, Dauerkatheter; bei einer Harntrakt-Candidiasis immer Blasendauerkatheter entfernen (Sproßpilze befinden sich im Kathetermaterial und sind für antimykotische Substanzen nicht zugänglich).
- Die Candida-Endokarditis entsteht meist bei künstlichen Herzklappen, die Entfernung des infizierten Klappenersatzes ist fast immer notwendig.

Cholangitis/Cholezystitis

Häufigste Erreger:

E. coli, Enterokokken, Clostridium Spezies, Bacteroides, Pseudomonas aeruginosa, Klebsiellen

Primäre Therapie:

Ampicillin/Sulbactam, Amoxicillin/Clavulansäure 3–7 Tage

Alternativen:

Cephalosporine (3. Gen.) ± Metronidazol, Chinolone, Cotrimoxazol, Tetracycline

Bemerkungen:

Cave: biliäres Sludge-Phänomen bei Ceftriaxon

Diphtherie (Kinder)

Erreger:

Corynebacterium diphtheriae

Primäre Therapie:

Penicillin G 7–14 Tage + Antitoxin

Alternativen:

Erythromycin + Antitoxin

Endokarditis (akute, bakterielle)

Häufigste Erreger:

- Erwachsene:
  a) mit Pneumonie oder Meningitis: S. aureus, Pneumokokken, A-Streptokokken
  b) bei i.v.-Drogenabusus: S. aureus, Ps. aeruginosa, Enterokokken, Candida albicans
  c) Endokarditis bei künstl. Herzklappen:
  <6 Mo. postop.: S. epidermidis, S. aureus, diphtheroide Keime, Candida albicans

>6 Mo. postop.: Strept. viridans, Enterokokken, S. aureus, gramneg. Keime
- Kinder: Viridans-Streptokokken, Enterokokken, Staphylokokken, Pneumokokken, Gruppe-A-Streptokokken

Primäre Therapie:

- Erwachsene: siehe Kapitel 11, Seite 187
- Kinder: Viridans-Streptokokken: Penicillin G 150000 I.E./kg/die 30 Tage + Gentamicin 5 mg/kg/die (in 2 Dosen; nur 2 Wochen lang)
  Enterokokken: Penicillin G 250000 I.E./kg/die oder Ampicillin 300 mg/kg/die + Gentamicin 5 mg/kg/die; 30 Tage Kombinationstherapie!
  Staphylokokken: Flucloxacillin 50–100 mg/kg/die oder Vancomycin 40 mg/kg/die 6 Wochen
  Pneumokokken, Gruppe-A-Streptokokken: Penicillin G 150000 I.E./kg/die 3 Wochen

Endometritis

Häufigste Erreger:

a) 1–48 Std. postpartum: s. Amnionitis S. 140
b) 48 Std.–6 Wo. postpartum: C. trachomatis; M. hominis

Primäre Therapie:

a) s. Amnionitis S. 140
b) Doxycyclin 2×100 mg i.v. oder p.o. 14 Tage

Bemerkungen:

Bei Gabe von Tetracyclinen: Abstillen!

Enterokolitis (pseudomembranöse)

Erreger:

Clostridium difficile (v. a. nach Therapie mit Clindamycin, Cephalosporinen, Ampicillin)

Therapie:

Wenn möglich: Absetzen der verursachenden Antibiotikatherapie.
Metronidazol 3×400 mg p.o. oder 3×500 mg i.v. 7–14 Tage.
Rezidiv: 10–14 Tage Metronidazol, anschließend 3 Wochen 3×4 g Cholestyramin oder 4×1 g Laktobazillen oder Kombination von Laktobazillen + Cholestyramin oder 2×2 Kapseln Perenterol forte®

Alternativen:

Vancomycin 3–4×125 mg p.o. 7–14 Tage, aber nur, wenn Metronidazol unwirksam ist. Rezidiv: Metronidazol 3×400 mg p.o. + 2×2 Kps. Perenterol forte® 4 Wochen

Epididymitis

Häufigste Erreger:

Gonokokken, Chlamydien, andere gramneg. Keime (meist Männer >40 J.)

Primäre Therapie:

- Erwachsene: Gonokokken: (siehe bei Gonorrhoe Seite 154)
  Chlamydien: Doxycyclin 7 Tage
  gramneg. Keime: Amoxicillin, Amoxicillin/Clavulansäure, Ampicillin/Sulbactam 10–14 Tage

Alternativen:

- Erwachsene: Chlamydien: Erythromycin, Josamycin, gramneg. Keime: Cotrimoxazol, Tetracycline, orale Cephalosporine, Chinolone

Epiglottitis (bei Kindern)

Häufigste Erreger:

H. influenzae, S. pyogenes, Pneumokokken, S. aureus

Primäre Therapie:

Cefuroxim, Cefotaxim, Ceftriaxon

Alternativen:

Ampicillin/Sulbactam, Cotrimoxazol

Bemerkungen:

Häufigste Erreger bei Erwachsenen: A-Streptokokken; Therapie wie bei Kindern

Erysipel

Häufigster Erreger:

A-Streptokokken

Primäre Therapie:

Penicillin G i.v., Oralpenicilline 10 Tage, Benzathin-Penicillin 1×i.m.

Alternativen:

Bei Penicillin-Allergie: Makrolide, Oralcephalosporine (z.B. Cefadroxil)

Gasbrand

Häufigste Erreger:

a) bei traumat. Wunden: Clostridium perfringens
b) bei Diabetes: Clostridium perfringens, E. coli und andere gramnegative Keime

Primäre Therapie:

a) bei traumat. Wunden: Penicillin G ± Clindamycin
b) bei Diabetes: Penicillin G + Aminoglykoside

Alternativen:

Clindamycin, Tetracycline, Carbapeneme

Bemerkungen:

Chirurgische Konsultation und Intervention nötig. Hohe Penicillin-Tagesdosis (≥20 Mio. I.E./die) bei Gasbrand

Gastroenteritis

Häufigste Erreger:

a) Blut, Schleim und Leukozyten im Stuhl: Salmonellen, Shigellen, Campylobacter jejuni, Yers. enterocolitica, Amöben, EPEC = Enteropathogene E. coli, EHEC = Enterohämorrhagische E. coli O 157:H7 (hämolytisch-urämisches Syndrom)
b) keine Leukozyten im Stuhl: Viren, E. coli, Vibrionen
c) Reisen in Rußland, Südamerika, Asien, Afrika: Lamblien, Salmonellen, Shigellen, Vibrio cholerae, Amöben, Cyclosporidien

Primäre Therapie:

- Erwachsene: Salmonellen: keine Chemotherapie oder Ampicillin
  Shigellen: Cotrimoxazol
  Campylobacter jejuni: Erythromycin
  Yers. enterocolitica: Tetracycline, Chinolone
  Amöben: Metronidazol
  E. coli: Cotrimoxazol
  Lamblien: Metronidazol
  Vibrio cholerae: Tetracycline, Cotrimoxazol
  Cyclosporidien: Cotrimoxazol
- Kinder: Enteritis-Salmonellen: keine Chemotherapie oder Cotrimoxazol oder andere Sulfonamid/TMP-Kombinationen oder Amoxicillin 5–7 Tage (Behandlung nur bei Säuglingen, Kindern mit sept. Krankheitsbildern und Patienten mit eingeschränkter Abwehr)

Shigellen: Cotrimoxazol p.o. oder andere Sulfonamid/TMP-Kombinationen oder Ampicillin 5–7 Tage
EPEC: Colistin p.o. 5–7 Tage, EHEC: keine Antibiotika
Campylobacter jejuni: Erythromycin oder Tetracycline 5–7 Tage
Yersinia enterocolitica: Cotrimoxazol 5–7 Tage
- Säuglinge: Enteropathogene E. coli: Colistin, Polymyxin B oral 5 Tage
  Salmonellen: Ampicillin i.v. 5–7 Tage
  Shigellen: Ampicillin i.v. 5–7 Tage

Alternativen:
- Erwachsene: Salmonellen: Chinolone
  Shigellen: Ampicillin, Chinolone
  Campylobacter jejuni: Tetracycline
  Yers. enterocolitica: Cotrimoxazol
- Kinder: Campylobacter jejuni: Chloramphenicol oder Gentamicin bei Sepsis oder Meningitis (Camp. fetus)

Bemerkungen:
- Gastroenteritiden, hervorgerufen durch sogenannte Enteritis-Salmonellen (z. B. Salmonella Enteritidis, Salmonella Typhimurium) *nicht antibiotisch behandeln!* Antibiotikatherapie nur bei Säuglingen, Patienten mit massiv eingeschränkter körpereigener Abwehr und bei über 70 Lebensjahren indiziert. Bei Erwachsenen: evtl.: 2×500 mg Ciprofloxacin, 2×200 mg Ofloxacin, 1×500 mg Levofloxacin oder 2×400 mg Norfloxacin p.o. 5 Tage lang (Vorsicht: Resistenzanstieg!). Bei asymptomatischen Enteritis-Salmonellenausscheidern nur in Ausnahmefällen (z. B. Lebensmittelgewerbe) Therapieversuch mit Ciprofloxacin 2×500 mg p.o. 5 Tage oder 2×400 mg Norfloxacin p.o. 2–4 Wochen lang gerechtfertigt. Antibiotikatherapie bei Dauerausscheidern von Salmonella Typhi und Paratyphi B: 3 Monate 2×2 Tbl. Cotrimoxazol oder 2 Wochen 2×750 mg Ciprofloxacin

- Antibiotikatherapie bei Typhus: Ampicillin oder Amoxicillin (8 g/die) oder Chloramphenicol (4 g/die) oder Cotrimoxazol (14 Tage) oder 50 (–100) mg/kg Ceftriaxon (3 Tage) oder Ciprofloxacin (2×500 mg) oder Ofloxacin (2–3×300 mg) 10 Tage oder Ofloxacin (15 mg/kg p.o.) 3 Tage. S. Typhi aus Mexiko häufig chloramphenicolresistent
- Reisediarrhoe: 3 Tage Cotrimoxazol (1×2 forte Tbl., dann 2×1 forte Tbl.) oder 2×400 mg Norfloxacin oder 2× 300 mg Ofloxacin p.o. oder 1×250 mg Levofloxacin oder 5 Tage 2×500 mg Ciprofloxacin + evtl. 4 mg initial, dann 2 mg Loperamid nach jedem Durchfall bis max. 16 mg/die 3 Tage lang
- Prophylaxe einer Reisediarrhoe: Tägl. 100 mg Doxycyclin (Vorsicht Photosensibilität), oder 1 Tbl. Cotrimoxazol forte oder 500 mg Ciprofloxacin p.o. oder 400 mg Norfloxacin p.o. oder 4×300 mg Wismutsubsalizylat
- Shigellen: 5 Tage Cotrimoxazol oder Ampicillin (auch 1×2 g Ampicillin als Einmaldosis) oder 1×800 mg Norfloxacin oder 1×500 mg Ciprofloxacin innerhalb 24 h nach Beginn der Reisediarrhoe. Cave: Zunehmende Resistenz gegen Ampicillin, Tetracycline, Cotrimoxazol; seltener gegen Chinolone
- Leichte Campylobacter jejuni Infektionen nicht behandeln (Zunahme von Erythromycin- und Chinolonresistenz)
- Infektionen mit E. coli O 157:H7 (EHEC, hämolyt.-urämisches Syndrom) nicht antibiotisch behandeln
- Amöben: 3×750 mg Metronidazol 10 Tage. Prophylaxe der Reisediarrhoe: Wismutsubsalicylat (siehe Dosisangabe des Herstellers) oder 1×tägl. 500 mg Cotrimoxazol p.o. (160 mg TMP) oder 1×tägl. 500 mg Ciprofloxacin p.o. oder 1×tägl. 400 mg Norfloxacin p.o. während der Reise
- Cyclosporidien: 7 Tage Cotrimoxazol forte 2×täglich, bei HIV 4×täglich 10 Tage

Gonorrhoe

Erreger:

Neisseria gonorrhoeae

Primäre Therapie:

1. Eintägige Therapie:

Ceftriaxon 1×125 mg i.m., Cefotaxim 1×500 mg i.m., Cefixim 1×400 mg p.o., Ofloxacin 1×400 mg p.o., Ciprofloxacin 1×500 mg p.o., Levofloxacin 1×250 mg p.o., Spectinomycin 1×2 g i.m. (wegen der häufigen Mischinfektion mit Chlamydia trachomatis wird empfohlen, zusätzlich Doxycyclin 2×100 mg p.o. für 7 Tage oder Azithromycin 1 g p.o. als Einzeldosis zu geben)

2. Mehrtägige Therapie:

2 Mio. I.E. Procain-Penicillin G i.m. an drei aufeinanderfolgenden Tagen (Männer), 6–10 Tage (Frauen). Bei komplizierter Gonorrhoe (Befall von Adnexen, Nebenhoden usw.) sind Gesamtdosen von mindestens 10 Mio. I.E. Penicillin, verteilt auf eine Dauer von 5–8 Tagen, erforderlich. Bei komplizierter Gonorrhoe stets Spezialisten konsultieren

Penicillinallergiker:

a) Spectinomycin 2 g i.m.
b) Doxycyclin: 2 Kapseln à 100 mg oder 1×200 mg in einer einmaligen Dosis, gefolgt von 100 mg ca. 12 h später, dann 2×täglich 100 mg oral für die folgenden 3 Tage
c) Minocyclin: 2 Kapseln à 100 mg in einer einmaligen Dosis, gefolgt von 100 mg ca. 12 h später, dann 2×täglich 100 mg oral für die folgenden 3 Tage
d) Cotrimoxazol: 2×5 Tbl. im Abstand von 8 h oder 2×4 Tbl./die an 2 Tagen oder 2×2 Tbl./die über 4–7 Tage
e) Tetracyclinhydrochlorid: 4×0,5 g/die p.o. für 5 Tage
f) In der Schwangerschaft: Erythromycin 3 g/die über 1 Woche oder Cefuroxim 1×1,5 g i.m. oder Cefotaxim 1 g i.m.

3. Therapie bei penicillinresistenten Gonokokken:
Spectinomycin 2 g i.m.; bei Spectinomycinresistenz: Cefoxitin 2 g i.m., Cefotaxim 1 g i.m., Cefotiam 1 g i.m., Cefoperazon 1 g i.m., Ceftriaxon 250 mg i.m., Ceftizoxim 1 g i.m., Cefuroximaxetil 1×1 g p.o., Cefixim 1×400 mg p.o., Enoxacin 1×400 mg p.o., Fleroxacin 1×400 mg p.o., Ofloxacin 1×400 mg p.o., Aztreonam 1 g i.m., Ciprofloxacin 1×500 mg p.o. oder 1×100 mg i.v.

Bemerkungen:

Grampräparat bzw. Methylenblau-Präparat geben in vielen Fällen wichtige Hinweise auf Erreger. Metronidazol bei Trichomonaden 1×2 g p.o. (Einmaltherapie), auch bei clue cells (Aminkolpitis = bakterielle Vaginosis) oder einmal 0,5 bis 1,0 g Metronidazol vaginal

Harnweginfektion

Häufigste Erreger:

- Erwachsene und Kinder: E. coli, Klebsiellen, Enterokokken, S. saprophyticus (junge Frauen und Kinder)
- Säuglinge: E. coli, Ps. aeruginosa, Enterokokken, Proteus Spezies

Primäre Therapie:

- Erwachsene und Kinder: Cotrimoxazol oder andere Sulfonamid/TMP-Kombinationen, Amoxicillin ± Clavulansäure, Ampicillin/Sulbactam, Oralcephalosporine 5 Tage, in den meisten Fällen einer unkomplizierten HWI genügen 3 Tage, bei Pyelonephritis 10 Tage
  Reinfektionsprophylaxe: Cotrimoxazol (bei Unverträglichkeit Nitrofurantoin) bis zur Hälfte der Tagesdosis nach dem Abendessen über 6 Monate (bis Jahre). Insbesondere bei: Reflux, häufigen Rezidiven (1×/Mo), fortschreitender Nierenparenchymdestruktion

Bemerkungen:

- Tagestherapiedosis: in 2 Dosen täglich applizieren, gleiche Wirksamkeit wie 3–4×täglich
- Mikroskopische und bakteriologische Urinkontrolle 3-5 Tage nach Beginn der Chemotherapie (Urin muß dann steril sein)
- Mikroskopische, bakteriologische Urinkontrolle bis 3 Wochen nach Beendigung der Therapie wöchentlich, dann 3 Monate lang monatlich, dann 3× in halbjährlichem Abstand
- Bei chronisch rezidivierender Harnweginfektion (Rezidiv bereits 1–3 Wochen nach Absetzen der Chemotherapie, bei gehäuften Reinfektionen, vesikoureteralem Reflux ohne Ostiumfehlanlage, obstruktiven Veränderungen der Harnwege bis OP möglich) Reinfektionsprophylaxe: nach Erregerelimination fortlaufend (mind. 1/2 Jahr) 1× täglich nach dem Abendessen Chemotherapeutikum in 1/3 der üblichen Tagesdosis (z. B. 50–100 mg Nitrofurantoin, 1 Tbl. Cotrimoxazol usw.)
- Bei Säuglingen obstruktive HWI ausschließen, bei HWI ohne Sepsis nur 1/2 der üblichen parenteralen Dosis von Antibiotika nötig. Stets Urosepsis ausschließen! Blutkulturen!

Hirnabszeß

Häufigste Erreger:

Akut: S. aureus, Streptokokken, Pneumokokken, anaerobe Kokken

Chronisch: Bacteroides, anaerobe Streptokokken, Nokardien

Primäre Therapie:

Frontallappen	Penicillin G + Metronidazol oder Cefotaxim + Metronidazol
Temporallappen, Kleinhirn	Penicillin G + Metronidazol + Ceftazidim

Multiple Hirnabszesse	Flucoxacillin + Metronidazol + Cefotaxim
Postoperativ	Ceftazidim + Vancomycin bzw. Teicoplanin
Hirnabszesse nach penetrierendem Trauma	Cefotaxim + Flucloxacillin

Bemerkungen:

Chirurgische Konsultation und eventuell Intervention notwendig. Antibiotikadosierungen (Tagesdosen): Penicillin G bis 24 Mio. I.E., Metronidazol 4×500 mg, Cefotaxim 1–2 g alle 4–8 Stunden, maximale Dosis 12 g, Ceftazidim 1–2 g alle 4–8 Stunden, maximale Dosis 12 g, Flucloxacillin 3×4 g, Vancomycin 2×1 g; Teicoplanin initial 800 mg, ab 2. Tag 400 mg. Bei Staphylokokken-Ventrikulitis und externer Liquordrainage eventuell täglich 10 mg Vancomycin intraventrikulär. Bei Nokardiose: Cotrimoxazol, Minocyclin oder Imipenem/Cilastatin; bei Candidiasis: Amphotericin B + Flucytosin

Impetigo (Kinder, Säuglinge)

Häufigste Erreger:

A-Streptokokken, S. aureus

Primäre Therapie:

Keine systemischen Antibiotika, außer bei ausgedehnten Erkrankungen, dann Penicillin G (Streptokokken) oder Flucloxacillin (S. aureus) 10 Tage, Oralpenicilline, Oralcephalosporine (2. Gen.), Makrolide

Bemerkungen:

Lokalantibiotika bei großen Flächen allein häufig nicht wirksam, dann p.o. oder i.v. Penicilline, Cephalosporine, lokal evtl. Bacitracinsalbe

Konjunktivitis (eitrige)

Häufigste Erreger:

- Erwachsene, Kinder: S. aureus, Streptococcus viridans, A-Streptokokken, Pneumokokken, gramnegative Erreger, H. influenzae, Chlamydien
- Säuglinge: Gonokokken, Staphylokokken, Pseudomonas aeruginosa, Chlamydia trachomatis

Primäre Therapie:

- Erwachsene und Kinder: Antibiotika lokal (Kanamycin)
- Säuglinge: Gonokokken: Penicillin G i.v. oder 1×125 mg (<45 kg) Ceftriaxon i.v., i.m. 7–10 Tage, zusätzlich evtl. Chloramphenicol-Augentropfen

  Staphylokokken: Dicloxacillin, Flucloxacillin i.v. 7–10 Tage, zusätzlich Lokalbehandlung, keine parenterale Therapie bei leichten Infektionen notwendig

  Pseudomonas aeruginosa: Piperacillin, Azlocillin, Ceftazidim, Cefsulodin i.v. 7–10 Tage, Kanamycin-Augentropfen

  Chlamydia trachomatis: Tetracycline lokal 14 Tage, gleichzeitig Erythromycin 50 mg/kg/die p.o.

Alternativen:

- Erwachsene: Tetracycline lokal und oral 2–3 Wochen bei Chlamydien (oral auch Erythromycin, Josamycin)

Bemerkungen:

Grampräparate bzw. Methylenblau-Präparate geben in den meisten Fällen wichtige Hinweise auf den Erreger. Bei Chlamydienkonjunktivitis Tetracycline systemisch und lokal für mindestens drei Wochen. Penicillinresistenz von Pneumokokken bei MHK >1 mg/l; partiell resistent bei MHK 0,1–1 mg/l. In beiden Fällen Cefotaxim oder Ceftriaxon. Aktuelle Pneumokokkenresistenz s. Seite 144

Kryptokokkose

Erreger:

Cryptococcus neoformans

Primäre Therapie:

Amphotericin B i.v. + Flucytosin p.o. 6 Wochen

Alternativen:

Bei leichteren Krankheitsverläufen Fluconazol 200–400 mg/die p.o. oder Itraconazol 2×200 mg/die p.o. 8 Wochen

Bemerkungen:

Rezidivprophylaxe bei AIDS ggf. lebenslang mit 200 mg/die p.o. Fluconazol

Lambliasis (Giardiasis)

Erreger:

Giardia lamblia

Therapie:

Metronidazol 3×250 mg p.o. oder Tinidazol 1×2 g p.o. 5 Tage

Bemerkungen:

Eine mehrfache Behandlung kann erforderlich sein; auch asymptomatische Ausscheider von Zysten behandeln

Leberabszeß

Häufigste Erreger:

E. coli, Proteus, Enterokokken, S. aureus, Bacteroides, Entamoeba histolytica, Strept. milleri, Echinokokken

Primäre Therapie:

Amipicillin + Aminoglykoside + Metronidazol

Alternativen:

Carbapeneme, Ampicillin/Sulbactam, Amoxicillin/Clavulansäure, jeweils + Metronidazol

Bemerkungen:

Chirurgische Konsultation und evtl. Intervention notwendig. Bei Leberabszessen auch serologische Suche nach Amöben und Echinococcus. Wenn Amöbenserologie positiv, dann Monotherapie mit Metronidazol (keine chirurg. Intervention)

Leptospirose

Erreger:

Leptospira interrogans

Primäre Therapie:

Penicillin G (10–20 Mio. I.E./die) 7 Tage

Alternativen:

Doxycyclin, Ampicillin

Listeriose

Erreger:

Listeria monocytogenes

Primäre Therapie:

Ampicillin 3×2–4 g i.v. für 3(–6) Wochen (+ Aminoglykosid bei schweren Infektionen)

Alternativen:

Cotrimoxazol

Bemerkungen:

Kombination von Ampicillin mit Aminoglykosid insbesondere bei Meningitis

Lungenabszeß (siehe Pneumonie Seite 172)

Mastitis

Häufigster Erreger:

S. aureus

Primäre Therapie:

- Erwachsene: Cephalosporine, Flucloxacillin 1 Woche
- Säuglinge: Dicloxacillin, Flucloxacillin, ältere Cephalosporine 1 Woche

Alternativen:

- Erwachsene: Clindamycin

Bemerkungen:

Chirurgische Konsultation und evtl. Intervention notwendig. Grampräparate bzw. Methylenblau-Präparate geben in den meisten Fällen wichtige Hinweise auf den Erreger. Bei Säuglingen: Gramfärbung von Colostrum, Inzision oft notwendig

Mastoiditis

Häufigste Erreger:

Akut: Pneumokokken, S. aureus, H. influenzae, A-Streptokokken, Moraxella catarrhalis

Chronisch: Anaerobier, Ps. aeruginosa, gramneg. Keime, S. aureus, oft poly-mikrobiell

Primäre Therapie:

Akut: OP-Indikation; begleitende Antibiotikatherapie wie bei akuter Otitis media (s. Seite 167)

Chronisch: OP-Indikation

Bemerkungen:

Immer HNO-Konsultation notwendig

Meningitis

Häufigste Erreger:

a) Erwachsene (<50 Jahre) und Kinder (>3 Monate): Pneumokokken, Meningokokken, H. influenzae
b) Säuglinge (1–3 Monate): Pneumokokken, Meningokokken, selten H. influenzae
c) Neugeborene (<1 Monat): B-Streptokokken, E. coli, Listerien, gramneg. und grampos. Erreger
d) Erwachsene (>50 Jahre), Diabetes, Alkoholismus: Pneumokokken, Listerien, gramneg. Erreger; keine Meningokokken
e) Neutropenie, Steroidtherapie, Schwangerschaft: Listerien, gramneg. Erreger
f) nach neurochirurg. OP, posttraumatisch: Pneumokokken, S. aureus, Ps. aeruginosa, gramneg. Keime
g) Ventrikulitis/Meningitis aufgrund eines infizierten ventrikulo-parietalen Shunts: S. epidermidis, S. aureus, gramneg. Keime, Propionibacterium acnes

Primäre Therapie:

a) Ceftriaxon (Erw.: 2×2 g; Kind.: 2×50 mg/kg), Cefotaxim (Erw.: 3×3–4 g; Kind.: 200 mg/kg/die)
b) Ampicillin (4×50 mg/kg) + Ceftriaxon (2×50 mg/kg)
c) Ampicillin (3–4×50 mg/kg) + Cefotaxim (2–3×50 mg/kg)
d) Ampicillin (3×5 g) + Ceftriaxon (2×2 g)
e) Ampicillin (3×5 g) + Ceftriaxon (2×2 g)
f) Vancomycin (Erw.: 2×2 g; Kind.: 4×15 mg/kg) + Ceftazidim (Erw.: 3×2 g; Kind.: 3×50 mg/kg)
g) Kinder: Vancomycin (4×15 mg/kg) + Ceftriaxon (2×50 mg/kg); Erwachsene: Vancomycin (2–4×1 g) + Rifampicin (600 mg/die p.o.); Shuntentfernung!

Alternativen:

a) Meropenem (Erw.: 3×2 g; Kind.: 3×40 mg/kg);
bei Penicillinallergie: Chloramphenicol + Cotrimoxazol

(bei V.a. Listerien) + Vancomycin (bei Penicillinresistenz von Pneumokokken)

b) Ampicillin (4×50 mg/kg) + Cefotaxim (4×75 mg/kg)
c) Ampicillin (3–4×50 mg/kg) + Gentamicin (1–2×2,5 mg/kg); Ampicillin (3–4×50 mg/kg) + Ceftriaxon (50–75 mg/kg/die)
d) Meropenem (3×1 g);
   bei schwerer Penicillinallergie: Cotrimoxazol + Vancomycin (bei Penicillinresistenz von Pneumokokken)
e) Ampicillin (3×5 g) + Ceftazidim (3×2 g)
f) Meropenem (3×2 g)

Behandlungsdauer: 7–10 Tage; bei postoperativer Meningitis mindestens 10 Tage; bei Listerien-Meningitis 21 Tage

Bemerkungen:

- Immer Blutkulturen abnehmen. Grampräparate bzw. Methylenblau-Präparate geben in den meisten Fällen wichtige Hinweise auf den Erreger. Aktuelle Pneumokokkenresistenz s. Seite 144
- Dexamethason-Gabe v.a. bei H. influenzae-Meningitis reduziert im Säuglingsalter neurologische Spätschäden, bes. Schwerhörigkeit. Im Kindesalter v.a. bei Pneumokokken-Meningitis empfohlen. Bei Erwachsenen bei hohem Liquordruck und/oder hoher Keimzahl im Liquor. Dosierung für alle Altersgruppen: 4×0,15 mg/kg i.v. 2–4 Tage lang jeweils 15–20 min vor der Antibiotikagabe.
- Bei Meningitis mit gramneg. Keimen oder Ps. aeruginosa: intrathekale Gabe von 10 mg Gentamicin täglich bis Liquor steril.
- Therapie bei bekanntem Erreger:
  Pneumokokken: Penicillin
  Penicillinresistente Pneumokokken: Ceftriaxon, Cefotaxim, Ceftazidim, Ceftriaxon + Vancomycin, Meropenem, Chinolone (Gr. III, IV)

Penicillin- und Cephalosporinresistente Pneumokokken: Vancomycin + Rifampicin, Meropenem, Ciprofloxacin
Meningokokken: Penicillin
H. influenzae: Ampicillin
Listerien: Ampicillin + Aminoglykoside
Ps. aeruginosa: Ceftazidim + Aminoglykoside
B-Streptokokken: Penicillin ± Aminoglykoside
S. aureus: Flucloxacillin
S. epidermidis: Vancomycin, Teicoplanin, Flucloxacillin (Antibiogramm!)
C. albicans: Amphotericin B + Flucytosin

Nekrotisierende Fasziitis, Toxic shock Syndrom

Erreger:

a) S. aureus (Staphylokokken-Toxic shock Syndrom)
b) Streptokokken der Gruppen A, B, C, G (Streptokokken-Toxic shock Syndrom)
c) aerob-anaerobe Mischinfektionen, meist Streptokokken und Clostridien (nekrotisierende Fasziitis)

Therapie:

a) Flucloxacillin 12 g/die i.v.
b) Penicillin G 24 Mio. I.E./die i.v. + Clindamycin 3× 900 mg i.v. + Immunglobuline oder Ceftriaxon 2 g/die i.v. + Clindamycin i.v. + Immunglobuline
c) wie b)

Bemerkungen:

Mortalität bei Fasziitis 30–50%, bei Myositis 80%

Nokardiose

Erreger:

Nocardia Spezies

Primäre Therapie:

Sulfonamide (z. B. Sulfadiazin) 6×1–2 g p.o. oder Cotrimoxazol 6 Tbl. (80 mg TMP/400 mg SMZ) 6–12 Monate

Alternativen:

Imipenem/Cilastatin ± Cotrimoxazol oder Minocyclin 15 mg/kg/die p.o., i.v. oder Amoxicillin/Clavulansäure 12–15 g + Amikacin 15 mg/kg/die oder 6 Wochen Ceftriaxon + 2 Wochen Amikacin. Bei pulmonaler oder cerebraler Form meist mehrere Monate Imipenem/Cilastatin 4–6 g + Amikacin (maximale Dosierung mit Serumspiegelkontrolle)

Bemerkungen:

Vor allem bei Patienten mit abgeschwächter körpereigener Abwehr (z.B. Zytostatika-Therapie) und Lungenbefund an Nokardien denken!

Osteomyelitis

Häufigste Erreger:

- Erwachsene: akut: S. aureus, A-Streptokokken
  chronisch:
  a) bei Hämoglobinopathien: S. aureus, Salmonellen u.a. gramneg. Keime
  b) postoperativ: S. aureus, Ps. aeruginosa u. a. gramneg. Keime
  c) bei Fremdkörpern: S. epidermidis, S. aureus
- Kinder: Staphylokokken, Kingella kingae
- Säuglinge: Gonokokken, Staphylokokken, gramneg. Bakterien

Primäre Therapie:

- Erwachsene: akut: Flucloxacillin, Clindamycin, Penicillin G
  chronisch:
  a) bei Hämoglobinopathien: Chinolone (Gr. II, III) Piperacillin/Tazobactam

b) postoperativ und unbekannte Erreger: Chinolone (Gr. II, III), Piperacillin/Tazobactam
c) bei Fremdkörpern: 2×1 g Vancomycin i.v. + 3×300 mg Rifampicin p.o. 2 Wochen lang, dann 2×750 mg Ciprofloxacin p.o. + 3×300 mg Rifampicin p.o. 3–6 Monate

- Kinder: Flucloxacillin, Clindamycin 4 Wochen (Penicillin G bei penicillinempfindlichen Erregern)
- Säuglinge: Gonokokken: Penicillin G mindestens 10 Tage Staphylokokken: Flucloxacillin, Basiscephalosporine mindestens 21 Tage (Penicillin G bei penicillinempfindlichen Erregern)
  gramneg. Bakterien: Ampicillin oder Piperacillin + Aminoglykoside mindestens 21 Tage
  unbekannte Erreger: Piperacillin + Flucloxacillin + Aminoglykoside mindestens 21 Tage

Alternativen:

- Erwachsene: akut: Cephalosporine, Ciprofloxacin, Ofloxacin chronisch: Cephalosporine, Ciprofloxacin, Ofloxacin
  a) bei Hämoglobinopathien: Cephalosporine
  b) postoperativ und unbekannte Erreger: Cephalosporine
  c) bei Fremdkörpern: 4×2 g Flucloxacillin i.v.

Bemerkungen:

Blutkulturen häufig hinweisend auf Erregerätiologie. Bei akuter Osteomyelitis nach Entfieberung, Ruhigstellung, Schmerzfreiheit und Normalisierung der Leukozytose, der Linksverschiebung und des CRP bei Kindern und Erwachsenen Umstellung von i.v. Therapie auf orale Therapie. Bei chronischer Osteomyelitis chirurgische Intervention wichtiger als Chemotherapie. Osteomyelitis durch Ps. aeruginosa: 2×750 mg Ciprofloxacin p.o. bis 4 Monate. Zusatz von Antibiotika zur Spülflüssigkeit bringt keine Verbesserung der Therapieergebnisse. Bei kulturnegativer Osteomyelitis v. a. bei Kindern an Kingella kingae denken!

Otitis externa

Häufigste Erreger:

Pseudomonas aeruginosa, Proteus, Streptokokken, Staphylokokken

Primäre Therapie:

Bei leichten Formen der Otitis externa („swimmer's ear") lokal z.B. Betaisodona® Lösung oder Glycerin-Alkohol. Bei Verschlechterung Amoxicillin/Clavulansäure

Alternativen:

Chinolone, Cotrimoxazol

Bemerkungen:

Immer HNO-Konsil. Bei Versagen der primären Therapie: Pseudomonaswirksame Penicilline (z.B. Piperacillin) bzw. Cephalosporine (z.B. Ceftazidim).

Cave! Otitis externa maligna (z.B. bei Diabetikern): immer Antibiotika mit Pseudomonaswirksamkeit in Kombination mit Aminoglykosiden

Otitis media

Häufigste Erreger:

- Erwachsene und Kinder:
  akut: Pneumokokken, H. influenzae (häufiger bei Kindern), Streptokokken, Moraxellen, Viren
  chronisch: Ps. aeruginosa (v.a. bei Grunderkrankungen), S. epidermidis, Proteus
- Säuglinge: gramneg. Bakterien, Staphylokokken, H. influenzae, Streptokokken, Pneumokokken

Primäre Therapie (bei bakteriellem Infekt):

- Erwachsene und Kinder:
  akut: Ampicillin ± Sulbactam, Amoxicillin ± Clavulansäure 5(–10) Tage
  chronisch: Chinolone (Gr. II, III) mind. 7 Tage (Erwachsene); Piperacillin mind. 7 Tage (Kinder)
- Säuglinge:
  gramneg. Bakterien: Antibiotika nach Erreger und Resistenz
  Staphylokokken: Flucloxacillin i.v. 10 Tage
  H. influenzae: Ampicillin i.v., Amoxicillin p.o. 10 Tage
  Streptokokken, Pneumokokken: Penicillin G i.v. 10 Tage (i.v. nur bis zur Entfieberung)

Alternativen:

- Erwachsene und Kinder:
  akut: Oralcephalosporine (2. Gen.), Cotrimoxazol jeweils 5 (–10) Tage; Azithromycin 3–5 Tage; Ceftriaxon 1–3 Tage
  chronisch: Azlocillin, Ceftazidim mind. 7 Tage

Bemerkungen:

- Parazentese bei akuter Otitis media nur nach HNO-fachärztlicher Indikation. Bei chronischer Otitis media immer erst OP-Indikation prüfen. Bei chron. stark sezernierender Otitis media evtl. zusätzlich Prednison (für 7 Tage). Bei penicillinresistenten Pneumokokken Erhöhung der Amoxicillin-Dosis auf 80 mg/kg/die in 3 Dosen. Aktuelle Pneumokokkenresistenz s. Seite 144.
- Bei Kindern primär keine Antibiotika, sondern erst wenn keine Besserung am nächsten Tag (Kinder von ½–2 Jahre) bzw. am 3. Tag (Kinder >2 Jahre). Dies gilt nicht bei Kindern mit schlechtem AZ oder Otorrhoe (cave Mastoiditis).
- Kinder <30 Lebensmonate immer 10 Tage Therapie oder alternativ Ceftriaxon 50 mg/kg i.m. als Einzeldosis (nur für Kinder im Alter von 14 ± 7 Monaten gesichert)

Pankreatitis (akute, chronische)

Häufigste Erreger:

Meist nicht bakteriell bedingt (Alkohol!); Enterobakterien, Enterokokken, S. aureus, S. epidermidis, Anaerobier, Candida Spezies

Primäre Therapie:

Cephalosporine + Metronidazol (vor allem bei Abszessen); bei chronischer Pankreatitis Antibiotika meist nicht indiziert

Alternativen:

Carbapeneme, Ampicillin/Sulbactam, Piperacillin/Tazobactam, Chinolone (Gr. II, III) + Metronidazol

Bemerkungen:

Chirurgische Konsultation und evtl. Intervention notwendig

Perikarditis

Häufigste Erreger:

- Erwachsene: Viren, S. aureus, Pneumokokken, A-Streptokokken, gramnegative Keime, Tuberkelbakterien, Rickettsien, Chlamydien
- Kinder: Staphylokokken, H. influenzae, Pneumokokken, Meningokokken, Streptokokken, gramnegative Keime

Primäre Therapie:

- Cephalosporine (2./3. Gen.) + Aminoglykoside 4 Wochen, bei Tuberkelbakterien siehe Seite 183

Alternativen:

- Penicilline + Aminoglykoside; Carbapeneme, Ampicillin/Sulbactam, Piperacillin/Tazobactam

Bemerkungen:

Chirurgische Konsultation und evtl. Intervention notwendig. Grampräparate bzw. Methylenblau-Präparate geben in den meisten Fällen wichtige Hinweise auf den Erreger. Umfangreiche kulturelle (Anaerobier, Pilze, Tbc) sowie serologische Untersuchungen (Rickettsien, Ornithosen, Lues, Viren) durchführen lassen

Peritonitis

Häufigste Erreger:

a) Primär, spontan bakteriell: Enterobakterien, Pneumokokken, Enterokokken, Anaerobier
b) Sekundär: Enterobakterien, Enterokokken, Bacteroides, Ps. aeruginosa
c) Bei CAPD: S. aureus, S. epidermidis, Ps. aeruginosa, gramneg. Erreger

Primäre Therapie:

a) Ampicillin/Sulbactam, Piperacillin/Tazobactam 5(–14) Tage
b) Cephalosporine (3. Gen.) + Metronidazol 5–7 Tage
c) Cephalosporine (3. Gen.) + Vancomycin (intraperitoneal, in schweren Fällen + i.v.)

Alternativen:

a) Cefotaxim
b) Ampicillin/Sulbactam, Piperacillin/Tazobactam, Carbapeneme, Clindamycin + Aminoglykosid, Chinolone + Metronidazol, Chinolone (Gr. IV)
c) Vancomycin + Aminoglykosid

Bemerkungen:

Bei ca. 10% der Patienten mit Leberzirrhose und Aszites kommt es zur primären Peritonitis. Gelegentlich können auch Pilze eine primäre Peritonitis hervorrufen. Chirurgische Konsultation und evtl. Intervention notwendig. Grampräparate bzw. Methylenblau-Präparate geben in den meisten Fällen wichtige Hinweise auf den Erreger. Blutkulturen häufig hinweisend auf Erregerätiologie. Cave: höhere Nephrotoxizität bei Kombination mit Aminoglykosiden

Pertussis (Kinder, Säuglinge)

Erreger:

Bordetella pertussis

Primäre Therapie:

Erythromycin-Estolat 40 mg/kg/die in 3 Dosen 7 Tage

Alternativen:

- Cotrimoxazol (bei Erythromycin- oder Amoxicillinunverträglichkeit), Amoxicillin 14 Tage

Pleuraempyem

Häufigste Erreger:

Pneumokokken, Streptokokken, S. aureus, Enterobakterien, Anaerobier

Primäre Therapie:

Cephalosporine

Alternativen:

Amoxicillin/Clavulansäure, Ampicillin/Sulbactam, Piperacillin/Tazobactam

Bemerkungen:

Chirurgische Konsultation und evtl. Intervention notwendig. Grampräparate bzw. Methylenblau-Präparate geben in den meisten Fällen wichtige Hinweise auf den Erreger. Blutkulturen häufig hinweisend auf Erregerätiologie. Penicillinresistenz von Pneumokokken bei MHK >1 mg/l; partiell resistent bei MHK 0,1–1 mg/l. In beiden Fällen Cefotaxim, Ceftriaxon, Cefepim, Chinolone (Gr. III, IV). Aktuelle Pneumokokkenresistenz siehe Seite 144

Pneumonie

Häufigste Erreger:

- Erwachsene:
  a) ambulant erworben: Pneumokokken, H. influenzae, Mykoplasmen, Chlamydien, Moraxellen, Legionellen, Viren
  b) nosokomial:
  nicht beatmet: Pneumokokken, H. influenzae, K. pneumoniae, S. aureus
  beatmet: Ps. aeruginosa, S. aureus, Enterobacter Spezies, Acinetobacter Spezies, Klebsiellen, Candida albicans (bes. in der Neutropenie und bei Antibiotikatherapie >1 Woche), Legionellen
  c) Aspirationspneumonie mit oder ohne Abszeß: Bacteroides Spezies, Peptostreptokokken, Fusobakterien, Streptococcus milleri-Gruppe
  d) Patienten >60, Diabetes, Alkoholismus: Pneumokokken, H. influenzae, Mykoplasmen, Legionellen, Chlamydien, Moraxellen, polymikrobiell, Aspirationsrisiko!
  e) HIV/AIDS: Pneumocystis carinii, M. tuberculosis, Pilze, Pneumokokken, H. influenzae, gramneg. Erreger (bes. Pseudomonas Spezies), Legionellen
- Kinder:
  a) 1–3 Monate: C. trachomatis, Viren
  b) 1–5 Jahre: Pneumokokken, H. influenzae, Mykoplasmen, Chlamydien, Viren
  c) 5–18 Jahre: Mykoplasmen, Pneumokokken, Chlamydien

Primäre Therapie:

- Erwachsene:
  a) Cephalosprine (2. Gen.) (+ Makrolid bei schwerer Pneumonie)
  b) nicht beatmet: Cephalosporine (2./3. Gen.)
  beatmet: Ceftazidim + Aminoglykosid

c) Basiscephalosporin ± Metronidazol
d) Cephalosporine (2./3. Gen.) + Makrolid
e) wie d); bei Pneumocystis carinii: Cotrimoxazol; bei M. tuberculosis: s. Tuberkulose S. 183)

- Kinder:
  a) Erythromycin 10–14 Tage
  b) (Oral) Cephalosporin (2. Gen.) ± Marolid 10–14 Tage
  c) Makrolide (bei V.a. Pneumokokken + [Oral]Cephalosporin)

Alternativen:

- Erwachsene:
  a) Ceftriaxon (1×1 g i.v.); Ampicillin/Sulbactam ± Makrolid, Amoxicillin/Clavulansäure ± Makrolid, Chinolone (Gr. III oder IV)
  b) nicht beatmet: Ampicillin/Sulbactam, Amoxicillin/Clavulansäure, Chinolone (Gr. III oder IV)
  beatmet: Cefepim + Aminoglykosid, Piperacillin/Tazobactam + Aminoglykosid, Carbapeneme, Chinolone mit guter Pseudomonaswirksamkeit
  c) Penicillin G + Metronidazol, Clindamycin
  d) Piperacillin/Tazobactam + Makrolid, Carbapeneme, Chinolone (Gr. III oder IV)
  e) wie d)

Mindestbehandlungsdauer 7–10 Tage, mindestens bis 5 Tage nach Entfieberung; bei Staphylokokken Mindestbehandlungsdauer 2–3 Wochen

Bemerkungen:

- Aktuelle Pneumokokkenresistenz s. Seite 144. Bei Penicillin(teil)resistenz: Cefotaxim, Ceftriaxon, Cefepim oder Chinolone (Gr. III oder IV)
- Blutkulturen häufig hinweisend auf Erregerätiologie
- Fauliger Auswurf: Verdacht auf Lungenabszess mit Anaerobiern

- Bei jüngeren Erwachsenen und Kindern >5 Jahre sind Mykoplasmen relativ häufig, deshalb empirisch Makrolide einsetzen
- Pneumocystis carinii-Pneumonie: 15 mg/kg/die Trimethoprim + 75 mg/kg/die Sulfamethoxazol p.o. oder i.v. in 3–4 Dosen 21 Tage. Alternativen: 4 mg/kg/die i.v. Pentamidin 21 Tage oder 1,8 g/die p.o. Clindamycin + 30 mg/die p.o. Primaquin 21 Tage
- Legionellen-Pneumonie: 1×500 mg p.o. Azithromycin 5 Tage. Bei schwerer Pneumonie: 4×0,5–1 g Erythromycin ± 600 mg/die Rifampicin 14 Tage oder 2×500 mg Clarithromycin 14 Tage oder 1×500 mg Levofloxacin 7–10 Tage oder 2×200 mg i.v. Ciprofloxacin
- Candida-Pneumonie: s. Candidiasis
- Säuglinge: bei interstitieller Pneumonie neben Zytomegalieviren nicht selten auch Pneumocystis carinii (20 mg/kg/die Trimethoprim und 100 mg/kg/die Sulfamethoxazol oder Pentamidin 4 mg/kg/die)

Prostatitis

Häufigste Erreger:

Akut: Enterobakterien

Chronisch: Enterobakterien, Enterokokken, Ps. aeruginosa

Primäre Therapie:

Akut: Chinolone p.o. 10–14 Tage

Chronisch: Chinolone p.o. 4 Wochen

z.B. 2×500 mg p.o. Ciprofloxacin, 2×400 mg p.o. Norfloxacin, 1×500 mg p.o. Levofloxacin

Alternativen:

Akut: Cotrimoxazol 10–14 Tage

Chronisch: Cotrimoxazol (1–)3 Monate

Bemerkungen:

Bei Männern <35 Jahre häufig Gonokokken (Therapie s. Gonorrhoe Seite 154)

Pyelonephritis

Häufigste Erreger:

Akut: E. coli, andere Enterobakterien

Chronisch, rezidivierend: E. coli, Proteus, Klebsiella, Enterokokken

Primäre Therapie:

Akut: Cotrimoxazol oder andere Sulfonamid/TMP-Kombination 14 Tage

Chronisch, rezidivierend: Cotrimoxazol oder andere Sulfonamid/TMP-Kombination oder Oralcephalosporine, Piperacillin/Tazobactam 2–3 Wochen

Alternativen:

Akut: Chinolone (bei Pefloxacin genügt eine einmalige Dosis von 800 mg p.o.), Oralcephalosporine 14 Tage

Chronisch, rezidivierend: Amoxicillin/Clavulansäure, Ampicillin/Sulbactam, Chinolone

Bemerkungen:

- Tagestherapiedosis: in 2 Dosen täglich applizieren, gleiche Wirksamkeit wie 3–4 × täglich
- Akut: Mikroskopische und bakteriologische Urinkontrolle 3–5 Tage nach Beginn der Chemotherapie (Urin muß dann steril sein)
- Chronisch: Mikroskopische, bakteriologische Urinkontrolle bis 3 Wochen nach Beendigung der Therapie wöchentlich, dann 3 Monate lang monatlich, dann 3 × in halbjährlichem Abstand.
- Bei chronisch rezidivierender Harnweginfektion (z. B. Rezidiv bereits 1–3 Wochen nach Absetzen der Chemotherapie) Obstruktion ausschließen und Reinfektionsprophylaxe: nach Erregerelimination fortlaufend (mind. 1/2 Jahr) 1 × täglich nach dem Abendessen Chemotherapeutikum in 1/3 der üblichen Tagesdosis (z. B. 50–100 mg Nitrofurantoin, 1 Tbl. Cotrimoxazol usw.)

Q-Fieber

Erreger:

Coxiella burnetii

Therapie:

Akut: Doxycyclin 2×100 mg p.o. oder i.v. für 15–21 Tage; Chinolone bei Meningoencephalitis

Chronisch (v.a. Endokarditis): Rifampicin + Doxycyclin, Chinolone, Cotrimoxazol (Mindestbehandlungsdauer 3 Jahre)

Bemerkungen:

Bei akuter Hepatitis im Rahmen des Q-Fiebers ist aufgrund der starken Immunantwort die Gabe von 40 mg/die Prednison für 7 Tage sinnvoll

Salpingitis und Entzündungen im kleinen Becken

Häufigste Erreger:

Chlamydien, Gonokokken, seltener: gramneg. Keime, Streptokokken, Bacteroides, Mykoplasmen, Aktinomyzeten, Viren

Primäre Therapie:

Doxycyclin, Penicilline, Amoxicillin/Clavulansäure

Alternativen:

Erythromycin (Schwangerschaft!), Cephalosporine

Bemerkungen:

Richtlinien der Centers for Disease Control, USA zur Therapie von pelvic inflammatory disease:

Ambulant: 2×400 mg Ofloxacin p.o. + 4×450 mg Clindamycin oder 2×500 mg Metronidazol p.o. für 14 Tage oder 1×täglich 250 mg Ceftriaxon i.m. + 2×100 mg Doxycyclin p.o. für 14 Tage

Stationär: Ceftriaxon i.m. + Doxycyclin i.v., 48 h nach klinischer Besserung weiter Doxycyclin p.o. für 14 Tage

Ebenfalls wirksam: Ampicillin/Sulbactam + Doxycyclin, Amoxicillin/Clavulansäure + Doxycyclin oder Ciprofloxacin (2×500 mg p.o.), Clindamycin (2×300 mg p.o.) + Ciprofloxacin (2×250 mg p.o.)

Scharlach

Erreger:

A-Streptokokken

Primäre Therapie:

Penicillin V 2×0,6 Mio. I.E. p.o. für 10 Tage (Kinder: bis 50000 I.E./kg/die) oder
Cefuroximaxetil 2×250 mg (Kinder: bis 20 mg/kg/die) oder andere Oralcephalosporine

Alternativen:

Makrolide

Sepsis

Häufigste Erreger:

- Erwachsene:
  - a) Venenkathetersepsis: S. aureus, S. epidermidis, Candida albicans (v. a. bei Hyperalimentation)
  - b) Urosepsis: Enterobakterien (meist E. coli); nach urologischen Eingriffen: Proteus, Serratia, Enterobacter, Ps. aeruginosa
  - c) Wundinfektionssepsis: Staphylokokken, Streptokokken, E. coli
  - d) bei Neutropenie: S. epidermidis, Enterobakterien, Ps. aeruginosa, Candida albicans
  - e) Pulmonale Sepsis: Pneumokokken, S. aureus, Klebsiellen; bei Beatmung: Ps. aeruginosa, S. aureus
  - f) Puerperalsepsis (sept. Abort): aerob-anaerobe Mischinfektion

g) Abdominelle Sepsis: Entrobakterien, anaerobe Streptokokken; nach ERCP häufig Ps. aeruginosa

- Säuglinge/Kinder: Staphylokokken, Streptokokken, Pneumokokken, Meningokokken, H. influenzae, E. coli, Ps. aeruginosa, Klebsiella pneumoniae, Listerien, Candida Spezies
- Neugeborene: Alter <1 Woche: B-Streptokokken, E. coli, Klebsiellen, Enterobacter Spezies; Alter 1–4 Wochen: wie <1 Woche + H. influenzae, S. epidermidis

Primäre Therapie:

- Erwachsene:
  ohne nachgewiesenen Herd: Basiscephalosporin (z.B. Cefotiam) ± Aminoglykosid
  a) Flucloxacillin; bei hohem Anteil an MRSA: Vancomycin, Teicoplanin (Candida-Sepsis s. Candidiasis Seite 145)
  b) Ampicillin/Sulbactam, Amoxicillin/Clavulansäure, Piperacillin/Tazobactam jeweils ± Aminoglykosid
  c) Basiscephalosporin ± Metronidazol
  d) Pseudomonas-wirksames Cephalosporin (z.B. Ceftazidim) oder Penicillin (z.B. Piperacillin) jeweils ± Aminoglykosid
  e) Cephalosporin (2./3. Gen.) ± Aminoglykosid
  f) Cephalosporin (2./3. Gen.) + Metronidazol
  g) Ampicillin/Sulbactam ± Aminoglykosid
  Therapiedauer jeweils bis 3–5 Tage (bei Neutropenie bis 7 Tage) nach Entfieberung; bei S. aureus 4 Wochen
- Säuglinge/Kinder:
  unbekannte Erreger: Piperacillin + Aminoglykosid
  Therapiedauer mindestens 3 Wochen
- Neugeborene:
  Ampicillin + Ceftriaxon

Alternativen:

- Erwachsene:
  a) Basiscephalosporin, Quinupristin/Dalfopristin
  b) Chinolone

c) Ampicillin/Sulbactam, Amoxicillin/Clavulansäure
d) Carbapeneme, Quinupristin/Dalfopristin
e) Amoxicillin/Clavulansäure, Ampicillin/Sulbactam, Piperacillin/Tazobactam jeweils ± Aminoglykosid
f) Ampicillin/Sulbactam, Amoxicillin/Clavulansäure
g) Amoxillin/Clavulansäure, Piperacillin/Tazobactam, Carbapeneme

- Säuglinge/Kinder:
  Cephalosporin (3. Gen.) + Aminoglykosid
- Neugeborene:
  Ampicillin + Cefotaxim

Bemerkungen:

- Kombinationstherapie mit Aminoglykosiden, wenn Zustand lebensbedrohlich und/oder gramneg. Erreger wahrscheinlich, immer bei Ps. aeruginosa
- Venenkatheter, Beatmungstherapie und Blasenkatheter sind häufigste Ursachen krankenhauserworbener Sepsis. Wenn möglich, Entfernung des Venen- bzw. Blasenkatheters; nur bei S. epidermidis Versuch einer Antibiotikatherapie durch den Venenkatheter plus Katheterlock-Technik (Katheter zwischen den Infusionen mit Vancomycin + Rifampicin füllen).
- Septischer Schock bei parenteraler Ernährung: Stets an kontaminierte Infusionen denken! Rest der Infusionsflüssigkeit bakteriologisch untersuchen
- Bei Säuglingen stets Begleitmeningitis oder HWI ausschließen

Sinusitis

Häufigste Erreger:

Akut: Pneumokokken H. influenzae, Moraxellen, Staphylokokken

Chronisch: Staphylokokken, H. influenzae, Pneumokokken, Anaerobier

Primäre Therapie:

Akut: Amoxicillin/Clavulansäure, Ampicillin/Sulbactam 5(–10) Tage
Chronisch: Antibiotikatherapie häufig nicht notwendig bzw. allein nicht ausreichend. Allergie? OP-Indikation?
Bei akuter Exazerbation einer chronischen Sinusitis: Therapie wie akut

Alternativen:

Akut: Oralcephalosporine (2./3. Gen.), Cotrimoxazol, Makrolide, Clindamycin, Doxycyclin, Chinolone (Gr. III)

Bemerkungen:

Penicillinresistenz von Pneumokokken bei MHK >1 mg/l; partiell resistent bei MHK 0,1–1 mg/l; in beiden Fällen Cefotaxim, Ceftriaxon oder Chinolone (Gr. III, IV). Aktuelle Pneumokokkenresistenz in Deutschland s. Seite 144.

Syphilis

Erreger:

Treponema pallidum

Primäre Therapie:

1. Primäre, sekundäre und latente Syphilis mit Verlauf von weniger als einem Jahr:

a) Benzathin-Penicillin: 2,4 Mio. I.E. i.m.

Penicillinallergiker:

a) Doxycyclin 2×100 mg 14 Tage
b) Erythromycin 4×500 mg 14 Tage
c) Ceftriaxon 1 g/die i.m. 8–10 Tage

2. Syphilis mit einem Verlauf von mehr als einem Jahr (latente Syphilis, kardiovaskuläre Syphilis):

a) Benzathin-Penicillin G: 2,4 Mio. I.E. i.m. wöchentlich für 3 Wochen

Penicillinallergiker:
a) Doxycyclin 2×100 mg 28 Tage
b) Tetracycline 4×500 mg 28 Tage

3. Syphilis in der Schwangerschaft:
a) Benzathin-Penicillin G: 2,4 Mio. I.E. i.m. oder
b) Procain- oder Clemizol-Penicillin G: 1 Mio. I.E. i.m. täglich zwei Wochen lang

Penicillinallergiker:
Erythromycin (Stearat, Äthylsuccinat oder Base) in Dosen wie oben oder Cephalosporine parenteral, sofern eine Parallelallergie ausgeschlossen wurde; kein Erythromycinestolat und keine Tetracycline, da sonst Nebenwirkungen auf den Fetus zu erwarten sind

4. Neurosyphilis
a) Penicillin G: 18–24 Mio. I.E./die 10–14 Tage
b) Doxycyclin 2×100 mg 21 Tage

5. Kongenitale Syphilis:
a) Säuglinge mit pathologischen Liquorbefunden:
Penicillin G: 100000–150000 I.E./kg/die i.v. in 2 Dosen für mindestens 10–14 Tage oder Procain-Penicillin G: 50000 I.E./kg/die i.m. für mindestens 10 Tage
b) Säuglinge ohne pathologische Liquorbefunde:
Benzathin-Penicillin G: 50000 I.E./kg i.m. in einer einmaligen Dosis

Bemerkungen:
Bei Säuglingen stets Liquorpunktion zum Ausschluß einer ZNS-Beteiligung

Tetanus

Erreger:
Clostridium tetani

Primäre Therapie:
Penicillin G 10 Tage + Immunglobulin

Alternativen:
Tetracycline, Clindamycin, Cephalosporine

Bemerkungen:
Postexpositionelle Prophylaxe siehe Kapitel 21, Seite 246

Tonsillitis, eitrige

Häufigste Erreger:
A-Streptokokken

Primäre Therapie:
Oralpenicilline 10 Tage

Alternativen:
- Erwachsene: Erythromycin (10 Tage), Cefuroximaxetil (4 Tage), Cefpodoximproxetil (4 Tage), Clarithromycin (10 Tage), Azithromycin (3–5 Tage)
- Kinder: Erythromycin (10 Tage), Cefuroximaxetil (4 Tage), Cefpodoximproxetil (10 Tage), Cefdinir (5 Tage), Clarithromycin (10 Tage), Azithromycin (5 Tage)

Bemerkungen:
Penicillin oral: 3×600000 oder 2×1 Mio. I.E. (Erwachsene) bzw. 25–50 mg/kg/die (Kinder) in 2–3 Dosen für 10 Tage oder 1×750 mg Amoxicillin für 10 Tage (nur dann weitgehende Verhütung rheumatischer Komplikationen). V.a. bei Rezidiven: Oralcephalosporine oder Clindamycin

Toxic shock Syndrom s. Nekrotisierende Fasziitis Seite 164

Toxoplasmose

Erreger:

Toxoplasma gondii

Primäre Therapie:

- Erwachsene und Kinder: Sulfadiazin 100–150 mg/kg/die p.o. verteilt auf 4 Dosen (max. 4 g/die ab 4. Tag) + Pyrimethamin 1 mg/kg/die p.o. verteilt auf 2 Dosen (max. 25 mg/die ab 4. Tag), zusätzlich 2-10 mg/die Folinsäure Therapiedauer: 30 Tage
- Schwangerschaft: Bis 14. Schwangerschaftswoche 4× 500 mg p.o. Spiramycin (Rovamycine®) 4 Wochen, ab 14. SSW 3 g Sulfadiazin p.o. verteilt auf 3–4 Tagesdosen + 25 mg/die Pyrimethamin + 2–10 mg/die Folinsäure

Alternativen:

- Erwachsene: Pyrimethamin 1 mg/kg/die verteilt auf 2 Dosen (max. 25 mg/die ab 4. Tag) + Clindamycin 2,4 g/die (aber weniger wirksam als Pyrimethamin + Sulfadiazin)
- Kinder: Spiramycin 100 mg/kg/die p.o. verteilt auf 2 Dosen

Tuberkulose

Erreger:

M. tuberculosis und atypische Mykobakterien

Primäre Therapie von Organtuberkulosen einschließlich Meningitis:

6-Monats-Regime: Initialphase (2–3 Monate): INH + Rifampicin + Pyrazinamid (PZA) + Streptomycin oder Ethambutol täglich, anschließend 4 Monate Stabilisierungsphase: INH + Rifampicin täglich oder INH + Rifampicin 2–3mal pro Woche. 6-Monats-Regime sind die optimale Standardtherapie. Rezidive 9–12 Monate behandeln. Kombination INH + Rifampicin + PZA ist obligat. Bei kavernösen Prozessen und bei Befunden, die mehr als ein bronchopulmonales Segment umfassen, bei hämatogenen Streutuberkulosen und bei Verdacht auf INH-Resistenz ist die Vierfachkombination angezeigt. Die Kombination von INH + Rifampicin + PZA + Streptomycin in der Initialphase ist das effektivste Therapieregime überhaupt

9(–12)-Monats-Regime (falls 6-Monats-Regime mit PZA nicht möglich): Initialphase (2–3 Monate): INH + Rifampicin + Ethambutol täglich. Anschließend Stabilisierungsphase (7–10 Monate): INH + Rifampicin täglich oder 2 bis 3mal pro Woche, (Deutsches Zentralkomitee zur Bekämpfung der Tuberkulose) Pneumologie 49, 1995, S. 217

Atypische Mykobakterien (AIDS):

Mycobacterium avium: Clarithromycin + Ethambutol + Rifampicin, Rifabutin + Clarithromycin

M. intracellulare: INH + Ethambutol + Rifampicin + Streptomycin 2 ×/Woche. Bei AIDS: Rifampicin + Ethambutol + INH + Clofazimin (50–100 mg p.o. 1 ×/die)

Mycobacterium fortuitum: Amikacin + Cefoxitin 2–6 Wochen, dann Cotrimoxazol, Doxycyclin oder Erythromycin 2–6 Monate, wenn empfindlich

Mycobacterium kansasii: Rifampicin + INH + Ethambutol 18 Monate

Bemerkungen:

Alle Antituberkulotika sollen auf einmal oder in kurzen Intervallen in voller Tagesdosis möglichst nach der Mahlzeit eingenommen werden. Die Dauer der Therapie muß mindestens 6 Monate betragen. Man unterscheidet eine Initialphase (2–3 Monate) und eine sich daran anschließende Stabilisierungsphase (4 Monate). Anstelle von Rifampicin kann auch Rifabutin (Mycobutin®, Alfacid®) gegeben werden. Bei Tuberkulose 150 mg/die p.o. (Kinder 5 mg/kg/die), bei Mycobacterium avium-Infektion 450–600 mg/die p.o., in Kombination mit Clarithromycin 300 mg/die

Ulkuskrankheit (peptisch)

Erreger:

Helicobacter pylori

Primäre Therapie:

7 Tage präprandial 2×20 mg Omeprazol + postprandial 2×1 g Amoxicillin + 2×500 mg Clarithromycin

Alternativen:

7 Tage präprandial 2×20 mg Omeprazol + postprandial 2×250–500 mg Clarithromycin + 2×400 mg Metronidazol

Bei Therapieversagen:

14 Tage 3×40 mg Omeprazol + 3×750–1000 mg Amoxicillin oder 7 Tage 2×20 mg Omeprazol + 4×120 mg Wismutsalz + 4×500 mg Tetracyclin + 3×400 mg Metronidazol

Bemerkungen:

Statt Omeprazol können auch andere Protonenpumpenhemmer gegeben werden: Lansoprazol (2×30 mg), Pantoprazol (2×40 mg). Dies gilt nicht für die 14-Tage-Therapie bei Therapieversagen (Lansoprazol und Pantoprazol nicht ausreichend untersucht)

Urethritis (postgonorrhisch bzw. unspezifisch)

Häufigste Erreger:

Chlamydien, Mykoplasmen, Trichomonaden, Enterobakterien

Primäre Therapie:

Doxycyclin 1 Woche oder einmalige Gabe von 1 g Azithromycin p.o.

Alternativen:

Erythromycin (4×500 mg/die p.o. 3 Wochen bei Versagen von Doxycyclin), andere Makrolide; Metronidazol bei Trichomonaden (2 g p.o. als Einmalgabe)

Vaginitis

Häufigste Erreger:

Ausfluß, pH 4,5, dick, käsig: Candida albicans; Ausfluß übelriechend, schaumig, pH 5–7: Trichomonas vaginalis, Gardnerella vaginalis

Primäre Therapie:

Candida albicans: Nystatin lokal, Clotrimazol lokal

Trichomonas vaginalis: Metronidazol 1×2 g p.o. (Einmaltherapie)

Aminvaginose (bakterielle Vaginosis, Gardnerella vaginalis): 1×0,5 –1,0 g Metronidazol vaginal 7 Tage

Alternativen:

Candida albicans: Miconazol lokal, Ketoconazol p.o., Fluconazol p.o.

Trichomonas vaginalis, Gardnerella vaginalis: Tinidazol (1×2 g)

Bemerkungen:

Grampräparate bzw. Methylenblau-Präparate geben in den meisten Fällen wichtige Hinweise auf den Erreger

Reinfektions- oder Rezidivprophylaxe bei Candidiasis: Ketoconazol 100 mg/die p.o. oder Fluconazol 1×100 mg/Woche p.o.

Zystitis (siehe Harnweginfektion Seite 155)

11 Therapie der häufigsten bakteriellen Endokarditiden

Tabelle 11.1. Therapie der häufigsten bakteriellen Endokarditiden

Streptokokken der Viridans-Gruppe		
Penicillin G	6 Mio. I.E. i.v.*	8std. für 4 Wochen
oder		
Ceftriaxon	2 g i.v., i.m.	1 × tgl. für 4 Wochen
oder		
Penicillin G	6 Mio. I.E. i.v.*	8std. für 2 Wochen
plus		
Gentamicin (o. Tobramycin)	1 mg/kg i.v., i.m.	8std. für 2 Wochen
Ceftriaxon	2 g i.v., i.m.	1 × tgl. für 2 Wochen
plus		
Netilmicin	4 mg/kg i.v.	1 × tgl. für 2 Wochen
Bei Penicillinallergie oder Penicillin(teil)resistenz		
Vancomycin	15 mg/kg i.v.*	12std. für 4 Wochen

* Kurzinfusion über 30–60 min, bei Vancomycin auch 1,0 g i.v. alle 12 Std., nicht mehr als 10 mg/min, mindestens 60 min. Alternativ zu Vancomycin kann 1 × 800 mg/die Teicoplanin gegeben werden

Tabelle 11.1 (Fortsetzung)

Enterokokken		
Penicillin G	6–10 Mio. I.E. i.v.*	8std. für 4–6 Wochen
plus		
Gentamicin **	1 mg/kg i.v., i.m.	8std. für 4–6 Wochen
Ampicillin	4 g i.v.	8std. für 4–6 Wochen
plus		
Gentamicin	1 mg/kg i.v., i.m.	8std. für 4–6 Wochen
Bei Penicillinallergie		
Vancomycin	15 mg/kg i.v.*	12std. für 4–6 Wochen
plus		
Gentamicin	1 mg/kg i.v., i.m.	8std. für 4–6 Wochen
Staphylokokken		
Flucloxacillin ***	4 g i.v.*	8std. für 4–6 Wochen
oder		
Cefazolin ***	2 g i.v.	8std. für 4–6 Wochen
Bei Penicillinallergie und/oder Oxacillinresistenz		
Vancomycin****	15 mg/kg i.v.*	12std. für 4-6 Wochen
Staphylokokken (Kunstklappen)		
Flucloxacillin	4 g i.v.*	8std. für mind. 6 Wochen
plus		
Rifampicin	300 mg p.o	8std für mind. 6 Wochen
plus		
Gentamicin	1 mg/kg i.v., i.m.	8std. für 2 Wochen

** nicht synergistisch bei Enterococcus faecium

*** Kombination (optional) mit Gentamicin (3×1 mg/kg) oder Tobramycin für 5 Tage. Rechtsherzendokarditis bei Drogenabhängigen (S. aureus): 2 Wochen 3×4 g Flucloxacillin + Aminoglykosid oder 4 Wochen 2×750 mg Ciprofloxacin + 2×300 mg Rifampicin p.o.

**** Bei Therapieversagen von Vancomycin Versuch mit Ampicillin/Sulbactam

Tabelle 11.1 (Fortsetzung)

Bei Penicilinallergie und/oder Oxacillinresistenz		
Vancomycin	15 mg/kg i.v.*	12std. für mind. 6 Wochen
plus		
Rifampicin	300 mg p.o.	8std. für mind. 6 Wochen
plus		
Gentamicin	1 mg/kg i.v., i.m.	8std. für 2 Wochen
HACEK		
Ceftriaxon	2 g i.v., i.m.	1 × tgl. für 4 Wochen
oder		
Ampicillin	4 g i.v.	8std. für 4 Wochen
plus		
Gentamicin	1 mg/kg i.v., i.m.	8std. für 4 Wochen

Endokarditis bei unbekanntem Erreger

Therapie wie bei Enterokokkenendokarditis, zusätzlich Oxacillin oder Cephalosporin bei Drogensüchtigen usw. (siehe unten)! Dosierung wie bei Staphylokokkenendokarditis

Merke!

Bei neg. Blutkulturen nicht selten Coxiella burnetii (Q-Fieber), Bartonellen und HACEK (Haemophilus, Actinobacillus, Cardiobacterium hominis, Eikenella corrodens, Kingella) als Erreger. Immer kombiniert mit Oxacillin, Flucloxacillin oder Cephalosporinen behandeln bei:

- Endokarditis bei Drogensüchtigen
- Endokarditis bei künstlichen Herzklappen od. Herzop.
- Endokarditis mit fulminantem Verlauf
- Endokarditis nach extrakardialer Staphylokokkeninfektion

12 Mindestbehandlungsdauer von bakteriellen Infektionen

Tabelle 12.1. Mindestbehandlungsdauer von bakteriellen Infektionen

Erkrankungen	Therapiedauer (Tage)
Arthritis, eitrige	21
Arthritis, Gonokokken	3
Endokarditis	
unbekannte Erreger	42
Viridansstreptokokken	28
Enterokokken	28–42
Staphylokokken	28–42
Harnweginfektion, akute	3
Meningitis	7–10
Osteomyelitis, akute	21–28
Osteomyelitis, chronische	56
Otitis media	10
Perikarditis	28
Peritonitis	10–14
Pneumonie	
Staphylokokken	14–21
Streptokokken, Pneumokokken, und Hämophilus influenzae	7–10
Prostatitis, akute	10–14
Prostatitis, chronische	(30–)90
Sepsis	10–14
Sinusitis	10
Streptokokkenangina	10
Typhus	14

Anmerkungen:

Die Tabelle gibt lediglich Anhaltspunkte über die Mindestbehandlung bzw. die durchschnittliche Behandlungsdauer verschiedener Erkrankungen. Anhaltspunkt für Mindestbehandlungsdauer: bis 3 Tage nach Entfieberung und klinischer Besserung. Wenn nach 3–4 Tagen keine klinische Besserung und Absinken erhöhter Temperatur erfolgen, dann Therapie absetzen, umsetzen oder an Diagnose zweifeln. **Je länger eine Antibiotikatherapie gegeben wird, umso größer ist die Gefahr einer Erregerselektion, Resistenzentwicklung oder Superinfektion (z. B. mit Pilzen!). Wird eine Therapie als unnötig erkannt, soll sie sofort (!!) abgesetzt werden und muß nicht, z. B. zur Vermeidung einer Resistenzentwicklung, insgesamt ca. 5 Tage gegeben werden.**

13 Versagen der Antibiotikatherapie

Wenn die Antibiotikatherapie nicht den gewünschten Erfolg zeigt, hat dies im wesentlichen 3 Gründe:

1. Patient
- Verminderte körpereigene Abwehr (Zytostatika-Therapie, Karzinom, Diabetes, Alkoholismus, Leberzirrhose usw.), Fremdkörper (Venenkatheter, Blasenkatheter, Hydrozephalusventil, Trachealtubus)
- Abszeß oder schwer zugänglicher Infektionsort (Osteomyelitis, Endokarditis)
- Drug-Fieber (Patient entfiebert nicht!)
- Patient nimmt Antibiotika nicht (bis zu 30%!)

2. Erreger
- Isolierter Erreger verursacht nicht die Infektion (falsche Probenentnahme, falscher Transport, Mischinfektion)
- Virusinfektion, Pilzinfektion!
- Mischinfektion oder isolierter Erreger ist nur Kontamination
- Superinfektion (Krankenhausinfektion, Pilze!)
- Resistenzentwicklung (relativ selten)

3. Antibiotikum
- Falsche Dosierung oder Applikation
- Schlechte Penetration zum Infektionsort
- Inaktivierung des Antibiotikums durch Infusionsflüssigkeit oder gleichzeitig verabreichte Medikamente
- Zu kurze Therapiedauer
  (z. B. Wechseln des Antibiotikums alle 2 Tage)
- Falsche Resistenzbestimmung im Labor (bis zu 20% der Fälle!)

14 Differentialdiagnose, Fieber unklarer Genese

Definition:

- Fieber von über 3 Wochen Dauer
- Temperatur >38,3 °C (mehrere Messungen)
- unklare Ursache nach 3 Tagen Klinikaufenthalt

> Ca. 30% aller Patienten mit „Fieber unklarer Genese" sterben an der unerkannten Erkrankung. Daher ist diese „Diagnose" sehr ernst zu nehmen.

Häufigste Ursachen:

30–40% Infektionen
30–40% Neoplasmen
10–15% rheumatologische Erkrankungen
5–15% ungeklärte Ursachen
15–20% unterschiedliche Erkrankungen

Die Patienten sollten in **3 Altersgruppen** eingeteilt werden:

- <6 Jahre (hauptsächlich Infektionen der oberen Atemwege, Harnweginfektionen und systemische Virus-Infektionen)
- 6–14 Jahre (hauptsächlich Gastrointestinalinfektionen und Kollagenosen)
- >14 Jahre (hauptsächlich Infektionen, Neoplasmen, rheumatologische bzw. Autoimmunerkrankungen)

I Infektionen

Häufige bakterielle Infektionen	
Abszesse	Leber, Milz, Pankreas, subphrenisch, kleines Becken, Prostata, Appendizitis, Morbus Crohn, Divertikulitis
Endokarditis	Rheumatisches Fieber, operative oder diagnostische Eingriffe **Wichtig:** mehrere Blutkulturen abnehmen, da auch geringe Antibiotikadosen das Erregerwachstum hemmen können! Bei „kulturnegativer" Endokarditis nach HACEK, Chlamydien, Coxiella burnetii und Bartonella suchen!
Gallenweginfektionen	Cholangitis, Cholezystitis, Gallenempyem oder Infektion des Ductus pancreaticus
Gefäße	Septische Phlebitis bei Drogenabusus oder intravasalen Kathetern
Harnweginfektionen	Negative oder intermittierend positive Urinkulturen, Pyelonephritis, perinephritischer Abszeß
Mundhöhle/oberer Respirationstrakt	Zahnabszesse, Sinusitis
Osteomyelitis	Osteomyelitis der Wirbelsäule, der Mandibula und Maxilla und Infektionen von Gelenkprothesen können mit schwachen bis keinen Symptomen verbunden sein
Tuberkulose	Der am häufigsten isolierte Erreger bei Fieber unklarer Genese (besonders bei abwehrgeschwächten Patienten). Bei manchen Patienten nur Fieber, ohne positiven Röntgenbefund. Negativer Tine-Test bei generalisierter Infektion

Virus-Infektionen	
	Die häufigsten Erreger sind Epstein-Barr Virus (EBV), Cytomegalie Virus (CMV), Hepatitis B Virus (HBV), HIV, Herpes simplex, Parvovirus B19
Seltenere Infektionen	
Amöbiasis	Verbreitung weltweit (warme Länder)
Borreliose	Von Läusen und Zecken übertragenes Rückfallfieber
Brucellose	Schlachthauspersonal, Tierärzte, Tierpfleger, Köche, Laborinfektionen
Chlamydien-Infektionen	Umgang mit bestimmten Vogelarten (Papageien, Sittiche)
Katzenkrankheit	Kontakt mit Katzen
Leishmaniose	Asien, Tropen, Mittelmeerländer
Leptospirose	In der zweiten und dritten Phase der Erkrankung Erreger im Blut nicht nachweisbar – Fieber als einziges Symptom
Listeriose	Hämodialyse-Patienten, nach Nierentransplantation, bei Tumoren des leukopoietischen Systems, alte Menschen mit längerdauernder Kortikosteroid-Therapie
Malaria	Aufenthalt und Reisen in Malariagebieten (ungenügende Prophylaxe)
Pilzinfektionen	Aufenthalt in Endemiegebieten: Kokzidioidomykose (Nord- und Südamerika), Histoplasmose (Nordamerika). Bei immunabwehrgeschwächten Patienten systemische Candida albicans – Infektion, Aspergillose, Kryptokokkose

Seltenere Infektionen (Fortsetzung)	
Rickettsiose	Zecken- oder Milben-Biß, bei Q-Fieber Übertragung von Haustieren oder aerogen (z. B. durch infizierte Wolle)
Toxoplasmose	Kontakt mit Katzen, Vorliebe für rohes Fleisch, Immunschwäche
Trypanosomiasis	Aufenthalt in Zentral- und Ostafrika
Tularämie	Jäger, Wald- und Feldarbeiter, Wildhändler, Pelz- und Fellverarbeiter, Küchenpersonal

II Neoplasien

Morbus Hodgkin, Non-Hodgkin Lymphom, maligne Histiozytose, Leukämie, solide Tumoren (besonders Nierenzellkarzinom)

III Kollagenvaskuläre Erkrankungen

Rheumatisches Fieber, Lupus erythematodes u.a. Kollagenosen, rheumatoide Arthritis, Morbus Still, Arteriitis temporalis, Periarteritis nodosa, Morbus Wegener u.a. Vaskulitiden, Morbus Crohn

IV Weitere Ursachen

DRUG FIEBER (!), multiple Lungenembolien, Thrombophlebitis, Hämatom, Hepatitis, Nebenniereninsuffizienz, Thyreoiditis, Sarkoidose, unspezifische Perikarditis, Mittelmeerfieber, thermoregulatorische Störungen

V Psychogenes Fieber

Habituelle Hyperthermie, künstliches Fieber

Diagnostik

- Beobachtung des Fieberverlaufes
- Anamnese (Familienanamnese, Auslandsaufenthalte, Einnahme bestimmter Medikamente, Alkoholabusus, Operationen, Tb-Exposition, Kontakt mit Tieren)
- Körperliche Untersuchung
- Labor-Parameter
- Nichtinvasive diagnostische Verfahren (z. B. Rö-Thorax)

Drug-Fieber ausschließen (!!!)

Definition: Fieber, das bei Gabe eines Medikaments auftritt und nach dessen Absetzen fast immer innerhalb von 48–72 Std. verschwindet, wenn dabei keine andere Ursache für dieses Fieber gefunden wird. Das Intervall zwischen der ersten Gabe des Medikaments und dem Auftreten von Drug-Fieber variiert stark zwischen den einzelnen Medikamentengruppen: Antibiotika ca. 8 Tage; Herzmedikamente ca. 45 Tage.

Häufigste Ursachen von Medikamentenfieber sind:

Antibiotika (31%)

- Penicillin G 6,0%
- Cephalosporine 4,7%
- Oxacillin 1,3%
- Ampicillin

Kardiovaskuläre Substanzen (25%)

- Alpha-Methyl-Dopa
- Chinidin
- Procainamid
- Hydralazin
- Nifedipin
- Oxprenolol

ZNS Substanzen (20%)
- Diphenylhydantoin 7,4%
- LSD
- Carbamazepin
- Chlorpromazin

Wichtige körperliche Untersuchungen

Lymphknoten:

Bei der körperlichen Untersuchung ist die mehrmalige Palpation aller Lymphknoten unbedingt notwendig, da viele Krankheiten Lymphknotenschwellungen (teilweise nur ein einzelner Lymphknoten) verursachen (M. Hodgkin, Toxoplasmose, infektiöse Mononukleose). Besonders die Halslymphknoten sind vergrößert bei Lymphomen und infektiöser Mononukleose.

Ophthalmologische Untersuchung:

Die umfangreiche opthalmologische Untersuchung ist auch bei Patienten ohne opthalmologische Symptome besonders wichtig. Die wichtigsten Befunde sind hierbei:

Ptosis bei retroorbitaler Granulomatose (z. B. Wegener'sche Granulomatose)

Skleritis, Uveitis bei rheumatoider Arthritis, Lupus erythematodes und anderen Kollagenosen

Konjunktivale Läsionen bei systemischen Infektionen (v. a. bei Virus- und Chlamydien-Infektionen)

Konjunktivale Petechien bei Endokarditis und Lymphomen

Konjunktivits bei Tuberkulose, Syphilis, Tularämie, mykotischen Infektionen (bes. bei Histoplasmose)

Retinitis bei Toxoplasmose und CMV-Infektionen

Roth-Flecken der Retina bei infektiöser Endokarditis und Leukämien

Läsionen der Choroidea bei Tuberkulose und Pilzinfektionen

Untersuchung von Haut und Schleimhäuten:

Osler-Knoten und Petechien am Gaumen bei Endokarditis, Roseolen der Bauchhaut bei Salmonellose, Hyperpigmentationen bei M. Whipple, Hautmetastasen bei verschiedenen soliden Tumoren und Lymphomen, kutane Vaskulitis bei rheumatologischen Erkrankungen

Laborparameter:

Die wichtigsten Parameter sind Differentialblutbild, Urinkultur, Serumelektrolyte und Blutkulturen. Mehr als drei Blutkulturen innerhalb von 24 Std. sind nur sinnvoll bei einer Endokarditis von Patienten mit prothetischer Herzklappe und bei vorausgegangener Antibiotikatherapie.
Weitere Untersuchungsmaterialien sind Sputum-/Trachealsekret- und Stuhlproben. U.U. müssen sie mehrmals abgenommen werden.
Unspezifische Parameter sind: BSG, Fibrinogen, Haptoglobin, CRP, Caeruloplasmin und neutrophile Granulozyten (alle erhöht). Erniedrigt sind Eisen und Zink. Eosinophilie oder Exantheme nur in etwa 20%, immunologische Diagnostik

Weitere Untersuchungen, die unbedingt gemacht werden müssen:

- Inspektion des Kopfes (temporale oder kraniale Arteriitis)
- Inspektion des Augenhintergrundes
- Inspektion der Bindehaut (Petechien)
- Inspektion der Finger-und Fußnägel (Endokarditis)
- Inspektion der perinealen Region (Fisteln)
- Meningismus
- Palpation aller Lymphknoten (Karzinom, Morbus Hodgkin, HIV)
- Untersuchung der Gelenke (Arthritis)
- Palpation der Schilddrüse (empfindlich → subakute Thyreoiditis)

- Palpation der Milz (Endokarditis, Lymphom)
- Palpation der Leber (schmerzhaft → Abszeß)
- rektale Untersuchung und Untersuchung des kleinen Bekkens
- Druck auf die Nasennebenhöhlen (Sinusitis)
- Auskultation des Herzens (Endokarditis, idiopathische Perikarditis) und der Lunge

Weitere Diagnostik:
- Röntgenaufnahme (Röntgen-Thorax soll in regelmäßigen Abständen gemacht werden), Ultraschall und CT/MR des Abdomens
- Knochenmarkbiopsie
- Leberbiopsie
- Biopsie der Temporalarterie

Hauttestung:
Bei jedem Patienten mit Fieber unklarer Genese muß ein Tuberkulintest gemacht werden.

15 Dosierung von Antibiotika bei eingeschränkter Nierenfunktion

PD Dr. Joachim Böhler
Abteilung Innere Medizin IV, Nephrologie,
Universitätsklinikum Freiburg

Grundlagen

- **Individuelle Schwankung:** Auch bei Verwendung der Dosierungstabellen muß beim individuellen Patienten immer mit abweichenden Serumspiegeln gerechnet werden, da Metabolismus, Ausscheidung, Eiweißbindung etc. individuell stark schwanken können. Besonders Substanzen mit geringer therapeutischer Breite (z. B. Aminoglykoside) müssen durch Spiegelmessungen überwacht werden.
- **Kinder:** Die Dosierungstabellen sind für Erwachsene mit eingeschränkter Nierenfunktion im steady state erarbeitet worden. Sie gelten daher in der Regel nicht für Kinder.
- **Alte Patienten:** Im Alter geht die glomeruläre Filtrationsrate (GFR) und damit die Ausscheidung für viele Antibiotika zurück. Die angegebenen Dosierungen für Erwachsene gelten bis etwa 65 Jahre. Sie können pauschal bei über 65jährigen um 10%, bei über 75jährigen um 20% und bei über 85jährigen um 30% reduziert werden. Genauer als mit diesen Pauschalwerten kann man die Dosis durch Berechnung der GFR (Kreatinin-Clearance) anpassen.
- **Schätzung der Kreatinin-Clearance (= GFR):** Ein 24h-Urin zur Berechnung der Kreatinin-Clearance steht selten zur Verfügung und ist zur Dosisanpassung von Antibiotika auch meist entbehrlich. *Unverzichtbar bei Patienten über 60 Jahre oder bei Kreatinin >1 mg/dl oder bei Gewicht unter 60 kg* ist die Schätzung der GFR mit Hilfe des stabilen Serum-Kreatinin [mg/dl].

$$\text{Kreatinin-Clearance} = \frac{140 - \text{Alter}}{\text{Serumkreatinin}} \times \frac{\text{KG}}{72} \; (\times 0{,}85 \text{ bei Frauen})$$

Beachte:
Bei Serum-Kreatinin 1 mg/dl hat ein 20jähriger eine GFR von 120 ml/min, ein 90jähriger eine GFR von 50 ml/min! Ein mit 36 kg kachektischer 90jähriger (KG = 36) hat eine GFR von nur 25 ml/min! Falls es sich um eine Frau handelt (×0,85), liegt die Muskelmasse um 15% niedriger, daher ist die GFR nur 25×0,85 = 21,25 ml/min.

Beachte:
Die häufigsten Überdosierungen beruhen darauf, daß bei „fast normalem" Serum-Kreatinin die GFR als „normal=100 ml/min" falsch eingeschätzt wird.

Beachte:
Nur das stabile Serum-Kreatinin ist zu verwenden. Selbst bei Anurie (GFR = 0 ml/min) steigt das Serum-Kreatinin pro Tag nur um 1–1,5 mg/dl an. Obwohl die GFR offensichtlich Null ist, liegt das Kreatinin (mit steigender Tendenz) aktuell evtl. erst bei 2 mg/dl!

Regeln zur Dosisanpassung bei Niereninsuffizienz:

- **Renale und/oder hepatische Elimination:** Bei Antibiotika, die in hohem Maße renal und nicht überwiegend hepatisch eliminiert werden, muß die *Erhaltungsdosis* reduziert werden.
- **Initialdosis unverändert:** Die Höhe der ersten Dosis eines Medikamentes richtet sich nach dem Verteilungsvolumen des Medikamentes (z.B. 2 mg/kg Körpergewicht), nicht nach der (intakten oder reduzierten) Ausscheidung. Daher ist die erste Dosis fast aller Medikamente bei Nierenkrankheiten und bei Gesunden gleich!

Ausnahme: Aminoglykoside: Die heute übliche Einmaldosierung in 24 h (z. B. 400 mg Netilmicin-Bolus einmal täglich beim Nierengesunden) schließt die normale Elimination schon ein. Das Ziel, einmal in 24 h niedrige Talspiegel (= geringe Toxizität) zu erreichen, wird damit beim Nierengesunden erreicht. Bei Anurie dauert es jedoch 3–5 Tage bis sich wieder ein niedriger Talspiegel einstellt. Inzwischen kann der Patient aufgrund zu lang anhaltender hoher Spiegel einen irreversiblen Hör- oder Nierenschaden erlitten haben!

- **Erhaltungsdosis reduzieren oder Dosisintervall verlängern?** Die verminderte renale Elimination führt ab der zweiten Dosis zur Kumulation und Toxizität des Antibiotikums, es sei denn, man reduziert entweder die Höhe der Erhaltungsdosis oder verlängert das Intervall zwischen den Erhaltungsdosen. Bei manchen Substanzen kann man das Verfahren der Dosisanpassung frei wählen. Oft legen jedoch Wirkungsweise oder Toxizität des Wirkstoffes fest, wie die Anpassung zu erfolgen hat. Die Dosierungstabellen berücksichtigen diese Eigenschaften der Medikamente. *Beispiel:* Bei Aminoglykosiden korreliert der Spitzenspiegel mit der antibakteriellen Wirkung, die Dauer und Höhe des Talspiegels jedoch mit der Toxizität. Eine Applikation von hohen Einzeldosen ist zwar unter dem Gesichtspunkt der Wirksamkeit wünschenswert, wegen der erhöhten Toxizität durch hohe Spiegel über Tage jedoch nicht akzeptabel. Die Dosierungsempfehlungen streben das Erreichen eines niedrigen Talspiegels nach 24 h, spätestens nach 36 h an. Talspiegelmessungen sind unverzichtbar.

Hinweise zum Gebrauch der Tabellen

(Antibiotikadosierung bei Erwachsenen mit eingeschränkter Nierenfunktion) in Kapitel 9, Seite 37 (nach Höffler):

- Die von Höffler erarbeiteten Tabellen für Erwachsene nennen obere Dosisgrenzen für einen 70 kg schweren Patienten, die nicht oder nur in begründeten Ausnahmen überschritten werden dürfen und nach folgender Formel auf das Gewicht des Patienten umgerechnet werden können:

$$\text{Dosis} = \text{Dosis für 70kg} \times \frac{\text{KG}}{70}$$

Beispiel:

Es soll eine Ampicillinhöchstdosis für einen 20jährigen 105 kg schweren Patienten mit einem Plasmakreatinin von 0,8 mg/dl errechnet werden (siehe Seite 43):

$$\text{Maximaldosis} = 4\text{g} \times \frac{105}{70} = 6\,\text{g (alle 8 h)}$$

Diese Umrechnung hat allerdings nur dann Berechtigung, wenn eine annähernd normale Körperzusammensetzung vorliegt, d. h. der Patient nicht übermäßig adipös oder kachektisch ist.

16 Antibiotikatherapie bei Hämodialyse, Peritonealdialyse und kontinuierlicher Hämofiltration

PD Dr. Joachim Böhler
Abteilung Innere Medizin IV, Nephrologie,
Universitätsklinikum Freiburg

Die Dosierungsangaben im Kapitel 9 (nach Höffler) für GFR 2 und 0,5 ml/min/1,73 m^2 sind für Dialysepatienten bestimmt. Die Angaben bei GFR 2 ml/min gelten für Patienten mit Restfunktion von ca. 200–800 ml Urin/Tag. Die Angaben für GFR 0,5 ml/min/1,73 m^2 gelten für Patienten ohne Restfunktion (Anurie). Die Tabellen schließen die regelmäßige intermittierende Dialyse (3/Woche) mit ein.

- Die Hämodialyse entfernt Medikamente nur dann in signifikantem Maße, wenn die Substanz ein niedriges Molekulargewicht (<500 Dalton) *und* eine niedrige Eiweißbindung *und* ein geringes Verteilungsvolumen hat. Eine *zusätzliche Gabe* des Antibiotikums *erübrigt sich meist,* wenn die ohnehin fällige nächste Dosis nach der Dialyse verabreicht wird.

Es wird daher empfohlen:

- Bei Einmalgabe (1/24 h), die Dosis nach HD zu geben
- Bei zweimaliger Gabe (1/12 h) und Dialyse am Vormittag, die Dosis nach der Vormittags-HD und zur Nacht zu geben.
  Bei zweimaliger Gabe (1/12 h) und Dialyse am Nachmittag, die Dosis vormittags um 8.00 Uhr und abends nach HD zu geben
- Bei dreimaliger Gabe (1/8 h) sollte das Medikament unabhängig vom HD-Zeitpunkt gegeben werden, davon eine Dosis möglichst nach HD applizieren

Die Tabelle 16.1 gibt an, welcher Anteil (%) des im Körper befindlichen Medikamentes durch eine typische intermittierende Hämodialyse entfernt wird. Wird die Hämodialyse direkt nach Gabe der Substanz durchgeführt (= Dialyse am Beginn des Dosierungsintervalls) muß dieser Anteil (z. B. „+50%") als Teil der vor HD applizierten Dosis (z. B. vor HD 1000 mg) nach HD erneut gegeben werden (z. B. 500 mg nach HD). Erfolgt die Gabe der Tagesdosis jedoch ohnehin erst nach HD (=Dialyse am Ende des Dosierungsintervalls), ist der Körperbestand an Medikament so niedrig, daß die entfernte Menge meist nicht zu einer zusätzlichen Supplement-Dosierung nach HD führt, sondern in den Dosierungen im Kapitel 9 schon berücksichtigt ist. Einige wenige Substanzen erfordern jedoch „immer" eine zusätzliche Gabe nach HD, da der Körperbestand an Substanz, unabhängig vom Zeitpunkt der Dialyse im Dosierungsintervall deutlich reduziert wird.

Die Tabelle 16.2 gibt die Dosierungsrichtlinien während der Behandlung mit kontinuierlicher Dialyse oder Filtration. Spalte 3 zeigt die Dosierung bei wenig effektiver Behandlung (z. B. CAVH mit 500 ml/h Filtratfluß), während Spalte 4 die Dosis bei Dialysat/Filtratflüssen von 1500 ml/h z. B. bei CVVH oder CVVHD nennt. Bei Medikamenten mit enger therapeutischer Breite (z. B. Aminoglykoside) müssen grundsätzlich Medikamentenspielgel gemessen werden.

Tabelle 16.1. Antibiotikadosierung bei intermittierender Hämodialyse und Peritonealdialyse

Spalte 1: Antibiotikum

Spalte 2: Anuriedosis=Maximaldosis bei anurischen Patienten ohne Dialyse, z.B. am dialysefreien Tag
(Angaben entsprechend Kapitel 9 dieses Buches, * = nicht in Kap. 9 enthalten)

Spalte 3: Zusätzliche Dosis nach HD
„+ x %" gibt an, wieviel % der üblichen Einzeldosis *nach Dialyse zusätzlich zur Spalte 2* gegeben werden muß, *falls „versehentlich"* die fällige Tageseinzeldosis schon vor Dialyse verabreicht wurde und daher ggf. wieder entfernt wurde. Danach beginnt das Dosierungsintervall erneut.
„immer:" bedeutet, daß bei wenigen Medikamenten (z. B. Aminoglykosiden), zur Aufrechterhaltung therapeutischer Spiegel *immer* eine Zusatzdosis nach Dialyse gegeben werden muß, da die Dialyse regelmäßig mehr entfernt als die übliche Dosis bei Anurie (Spalte 2) zuführt.

Spalte 4: „+ x %" gibt an, um wieviel die Anuriedosis am Tag der Peritonealdialyse erhöht werden muß.

	Maximaldosierung bei Anurie *(GFR <2 ml/min) (Daten wie in Kap. 9 * = Daten nicht in Kap. 9 enthalten)*	**Zusätzliche Gabe nach HD, + x % =** *nur falls die fällige Dosis schon vor Dialyse gegeben wurde,* **immer=** *Zusatzdosis immer nötig, unabhängig vom Zeitpunkt der letzten Medikamentengabe* **[in % der üblichen Einzeldosis des anurischen Patienten]**	**Dosis bei Peritonealdialyse CAPD (8–10 l/die) (IPD, CCPD) + x % =** *Erhöhung der Anuriedosis (Spalte 2) am Tag mit Peritonealdialyse*
Amikacin	*initial 5–7,5 mg/kg; danach 1–1,5 mg/kg/24 h; immer mit Talspiegelkontrolle!!	**immer:** 50% der Initialdosis = 2,5–4 mg/kg nach HD; immer mit Talspiegelkontrolle!!	Erhaltungsdosis = 1,25–2 mg/kg alle 24 h; immer mit Talspiegelkontrolle!!
Amoxicillin	1 g/24 h	+ 50%	+ 0%
Amoxicillin/ Clavulansäure	1,2 g/24 h	+ 50%	+ 0%

Amphotericin B	0,6–1 mg/kg/24 h	Dialyse ohne Bedeutung	Dialyse ohne Bedeutung
Ampicillin	2–3 g/24 h	+ 50%	+ 0%
Ampicillin/ Sulbactam	3 g/24 h	+ 50%	+ 0%
Azithromycin	250 mg/24 h	Dialyse ohne Bedeutung	Dialyse ohne Bedeutung
Azlocillin	2 g/24 h	+ 50%	+ 0%
Aztreonam	1 g/24 h	+ 50%	+ 0%
Cefaclor	0,5–1 g/8 h	+ 0%	+ 0%
Cefadroxil	1 g initial, 500 mg/24–48 h	1 g nach HD	500 mg/24 h
Cefalexin	0,5 g/24 h	+ 100%	+ 50%
Cefamandol	1 g/24 h	+ 100%	+ 100%
Cefazolin	0,5 g/24 h	+ 100%	+ 0%
Cefdinir	50–70% der Normdosis	keine Daten	keine Daten
Cefepim	250–500 mg/24 h	0,5–1 g nach HD	0,5/24 h oder 1 g/48 h
Cefetamet	500 mg initial, 125 mg/ 12 h	+ 100%	+ 25%
Cefixim	200 mg/12 h	Dialyse ohne Bedeutung	Dialyse ohne Bedeutung
Cefodizim	1 g/24 h	+ 50%	+ 0%
Cefoperazon	1–2 g/24 h	Dialyse ohne Bedeutung	Dialyse ohne Bedeutung

Tabelle 16.1 (Fortsetzung)

	Dosierung bei Anurie	Zusätzliche Gabe nach HD	CAPD (8–10 l/die), IPD, CCPD
Cefotaxim	2 g/12 h	immer: 100% nach HD	+ 0%
Cefotiam	1 g/24 h	+ 50%	+ 0%
Cefoxitin	*1 g/24 h	+ 50%	+ 0%
Cefpodoxim	0,1–0,2 g/48 h	+ 50%	+ 0%
Cefsulodin	0,5–1 g/24 h	+ 100%	+ 0%
Ceftazidim	1 g/24 h	+ 100%	+ 50%
Ceftibuten	0,1 g/24 h	+ 65%	+ 0%
Ceftizoxim	0,5 g/24 h	+ 50%	+ 0%
Ceftriaxon	3×2 g/Woche	Dialyse ohne Bedeutung	Dialyse ohne Bedeutung
Cefuroxim	0,5 g/24 h	100%	+ 0%
Chloramphenicol	0,25–0,75 g/6–8 h	Dialyse ohne Bedeutung	Dialyse ohne Bedeutung
Ciprofloxacin	200 mg/24 h	Dialyse ohne Bedeutung	Dialyse ohne Bedeutung
Clarithromycin	250–500 mg/24 h	Dialyse ohne Bedeutung	Dialyse ohne Bedeutung
Clindamycin	300–600 mg/8 h	Dialyse ohne Bedeutung	Dialyse ohne Bedeutung
Colistin	1–1,5 mg/kg/12–18 h	Dialyse ohne Bedeutung	Dialyse ohne Bedeutung

Cotrimaxol= Sulfamethoxazol/ Trimethoprim	Anwendung nicht empfohlen, die beiden Substanzen kumulieren unterschiedlich	50% einer Dosis werden entfernt	CAPD ohne Bedeutung
Dicloxacillin	2 g/24 h	Dialyse ohne Bedeutung	Dialyse ohne Bedeutung
Doxycyclin	200 mg initial, 100 mg/ 24 h	Dialyse ohne Bedeutung	Dialyse ohne Bedeutung
Enoxacin	400 mg/24 h	Dialyse ohne Bedeutung	Dialyse ohne Bedeutung
Erythromycin	500 mg/12 h	Dialyse ohne Bedeutung	Dialyse ohne Bedeutung
Ethambutol	10–15 mg/kg/24 h	Dialyse ohne Bedeutung	Dialyse ohne Bedeutung
Fleroxacin	initial 400 mg; 200 mg/ 24 h	Dialyse ohne Bedeutung	Dialyse ohne Bedeutung
Flucloxacillin	2 g/24 h	Dialyse ohne Bedeutung	Dialyse ohne Bedeutung
Fluconazol	200–400 mg/72 h	immer: 200 mg nach HD	100–200 mg/24 h
Flucytosin	50 mg/kg alle 48 h	immer: 50 mg/kg nach HD	50 mg/kg/24 h
Fosfomycin	1,5 g/24 h	immer: 2 g nach Dialyse	keine Daten
Gatifloxacin	Dosisreduktion empfohlen	wahrscheinlich ohne Bedeutung	wahrscheinlich ohne Bedeutung

Tabelle 16.1 (Fortsetzung)

	Dosierung bei Anurie	**Zusätzliche Gabe nach HD**	**CAPD (8–10 l/die), IPC, CCPD**
Gentamicin	*initial: 1–2 mg/kg; danach 0,4–0,8 mg/kg/24 h; *Talspiegel* <1 μg/ml alle 24 h anstreben	immer: 0,5–1 mg/kg nach HD *Talspiegel* <1 μg/ml alle 24h anstreben	Erhaltungsdosis wie bei Anurie + 25%; *Talspiegel* <1 μg/ml alle 24 h anstreben
Griseofulvin	*500 mg/12 h	Dialyse ohne Bedeutung	Dialyse ohne Bedeutung
Imipenem/ Cilastatin	500 mg/24 h	immer: 500 mg nach HD	CAPD ohne Bedeutung
INH/Isoniazid	5 mg/kg/24 h	5 mg/kg/24 h	5 mg/kg/24 h
Itraconazol	200 mg/8 h, nach 4 Tagen:/12 h	Dialyse ohne Bedeutung	Dialyse ohne Bedeutung
Josamycin	500 mg/12 h	wahrscheinlich ohne Bedeutung	CAPD ohne Bedeutung
Ketokonazol	600 mg/24 h	Dialyse ohne Bedeutung	Dialyse ohne Bedeutung
Levofloxacin	initial 250–500 mg; danach 125 mg alle 12–48 h (¼ der normalen Dosis)	Dialyse ohne Bedeutung	Dialyse ohne Bedeutung

Linezolid	200–600 mg/12 h	+30%	CAPD ohne Bedeutung
Loracarbef	200–400 mg/alle 3 Tage	immer: 100% nach Dialyse	keine Daten; evtl. Dosis alle 48 h
Meropenem	0,5 g/24 h	immer: 100% nach HD	CAPD ohne Bedeutung
Metronidazol	500 mg/12 h	500 mg/8h (eine Dosis nach HD)	CAPD ohne Bedeutung
Mezlocillin	2 g/24 h	immer: 2 g nach HD	CAPD ohne Bedeutung
Miconazol	600 mg/8 h	Dialyse ohne Bedeutung	Dialyse ohne Bedeutung
Minocyclin	initial 200 mg; 100 mg/12 h	Dialyse ohne Bedeutung	Dialyse ohne Bedeutung
Moxifloxacin		keine Daten	keine Daten
Netilmicin	*initial: 1,5–2 mg/kg; danach 0,4–0,8 mg/kg/24h; *Talspiegel* <2μg/ml alle 24 h anstreben	immer: 1–1,7 mg/kg nach HD *Talspiegel* <2 μg/ml alle 24 h anstreben	Erhaltungsdosis 0,5–1 mg/kg/24 h *Talspiegel* <2 μg/ml alle 24 h anstreben
Nitrofurantoin	nicht sinnvoll bei Anurie	Dialyse ohne Bedeutung	Dialyse ohne Bedeutung
Norfloxacin	400 mg/24 h	Dialyse ohne Bedeutung	Dialyse ohne Bedeutung
Nystatin	wird nicht resorbiert	Dialyse ohne Bedeutung	Dialyse ohne Bedeutung
Ofloxacin	*100–200 mg/24 h	200 mg/24 h	CAPD ohne Bedeutung
Oxacillin	2 g/24 h (max. 1 g/6 h)	Dialyse ohne Bedeutung	Dialyse ohne Bedeutung

Tabelle 16.1 (Fortsetzung)

	Dosierung bei Anurie	Zusätzliche Gabe nach HD	CAPD (8–10 l/die), IPC, CCDP
Pefloxacin	800 mg/24 h	Dialyse ohne Bedeutung	Dialyse ohne Bedeutung
Penicillin G	2 Mio I.E./12 h	5 Mio I.E. nach Dialyse	+ 50%
Penicillin V	500 mg/8 h oral	500 mg nach HD	500 mg/8 h
Pentamidin	*z.B. 4 mg/kg alle 2 Tage	Dialyse ohne Bedeutung	Dialyse ohne Bedeutung
Pipemidsäure	nicht empfohlen	unbekannt	unbekannt
Piperacillin	3 g/12 h	+50%	CAPD ohne Bedeutung
Piperacillin/ Tazobactam	2 g/12 h + 0,25 g/12 h	+ 50%	CAPD ohne Bedeutung
Polymyxin B	nicht empfohlen	keine Daten	keine Daten
Protionamid	1000 mg 2–3×/Woche	1000 mg 4–6 h vor (?) Dialyse	unbekannt
Pyrazinamid	30 mg/kg 3×/Woche	+ 50%	CAPD ohne Bedeutung
Quinupristin/ Dalfopristin	optimale Dosis bei Anurie unbekannt (10–20 mg/kg/die)	für Nativsubstanz unbedeutend; für Metaboliten unbekannt	für Nativsubstanz unbedeutend; für Metaboliten unbekannt
Rifampicin	10 mg/kg (max. 600 mg)/ 24 h	Dialyse ohne Bedeutung	Dialyse ohne Bedeutung
Roxithromycin	150–300 mg/24 h	Dialyse ohne Bedeutung	Dialyse ohne Bedeutung

Sparfloxacin	400 mg initial, 200 mg/48 h	Dialyse ohne Bedeutung	Dialyse ohne Bedeutung
Spectinomycin	*2 g Einmaldosis i.m.	50% der Dosis wird entfernt	Dialyse ohne Bedeutung, da Einmalgabe
Streptomycin	initial und alle 72 h: 7,5 mg/kg immer mit Spiegelkontrolle!!	immer: 50% der Initialdosis = 4 mg/kg nach HD; immer mit Talspiegelkontrolle!!	Erhaltungsdosis: 7,5 mg/kg/48–72 h
Sulbactam	1 g/24 h	+50%	CAPD ohne Bedeutung
Teicoplanin	initial: 12 mg/kg; danach: 400 mg 1×/Woche	Dialyse ohne Bedeutung, da zu 90% an Eiweiß gebunden	CAPD ohne Bedeutung, da zu 90% an Eiweiß gebunden
Tetracyclin	kontraindiziert	Dialyse ohne Bedeutung	Dialyse ohne Bedeutung
Tobramycin	*initial: 1,5–2 mg/kg; danach 0,4–0,8 mg/kg/24 h; *Talspiegel* <2 μg/ml alle 24 h anstreben	immer: 1–1,7 mg/kg nach HD *Talspiegel* <2 μg/ml alle 24 h anstreben	Erhaltungsdosis wie bei Anurie + 25% *Talspiegel* <2 μg/ml alle 24 h anstreben
Vancomycin	initial: 15 mg/kg 1–1,5 g alle 7 Tage Talspiegel über 10 μg/ml anstreben!	Keine Elimination durch Cuprophan-Dialysemembranen. Bei High-Flux-Membran: 1000 mg alle 5 Tage	CAPD ohne Bedeutung

Tabelle 16.2. Antibiotikadosierung bei Patienten mit kontinuierlicher arteriovenöser oder venovenöser Hämofiltration (CAVH, CVVH) oder venovenöser Hämodialyse (CVVHD).

Spalte 2: Anuriedosis = Dosis bei anurischen Patienten ohne Dialyse, z. B. am dialysefreien Tag (Angaben entsprechend Kapitel 9 dieses Buches, * = nicht in Kap. 9 enthalten).

Spalte 3 + 4: „+ x %" gibt, an um wieviel die Anuriedosis am Tag der kontinuierlichen Dialyse oder Filtration erhöht werden muß.

Spalte 3 + 4: „mg/24 h" gibt die Maximaldosierung am Tag der kontinuierlichen Dialyse oder Filtration an.

	Dosierung bei Anurie *(GFR <2 ml/min) (Daten wie in Kap. 9 * = Daten nicht in Kap. 9 enthalten)*	**Dosierung bei kontinuierlicher Filtration CAVH mit 0,5 l/h Filtrat**	**Dosierung bei kontinuierlicher Dialyse oder Filtration CVVHD/CVVH mit 1,5 l/h Dialysat/Filtrat**
Amikacin	*initial 5–7,5 mg/kg; danach 1–1,5 mg/kg/24 h; immer mit Talspiegelkontrolle!!	Erhaltungsdosis: 1,5–4 mg/kg/24 h; immer mit Talspiegelkontrolle!!	Erhaltungsdosis: 5–7,5 mg/kg/24 h; immer mit Talspiegelkontrolle!!
Amoxicillin	1 g/24 h	+ 0%	+ 50%

Amoxicillin/ Clavulansäure	1,2 g/24 h	+ 0%	+ 50%
Amphotericin B	0,6–1 mg/kg/24 h	+ 0%	+ 0%
Ampicillin	2–3 g/24 h	+ 0%	+ 50%
Ampicillin/ Sulbactam	1,5 g/24 h	+ 0%	+ 50%
Azithromycin	250 mg/24 h	+ 0%	+ 0%
Azlocillin	2 g/24 h	+ 0%	+ 50%
Aztreonam	1 g/24 h	+ 0%	+ 50%
Cefaclor	0,5–1 g/8 h	+ 0%	+ 0%
Cefadroxil	1 g initial; 500 mg/24–48 h	500 mg/24 h	1 g/24 h
Cefalexin	0,5 g/24 h	+ 50%	+ 100%
Cefamandol	1 g/24 h	+ 50%	+ 100%
Cefazolin	0,5 g/24 h	+ 0%	+ 50%
Cefdinir	50–70% der Normdosis	keine Daten	keine Daten
Cefepim	250–500 mg/24 h	500 mg/24 h	1 g/24 h
Cefetamet	500 mg initial, 125 mg/12 h	+ 50%	+ 100%
Cefixim	200 mg/12 h	+ 0%	+ 0%

Tabelle 16.2 (Fortsetzung)

	Dosierung bei Anurie	**bei CAVH 0,5 l/h**	**bei CVVH/CVVHD 1,5 l/h**
Cefodizim	1 g/24 h	+ 0%	+ 50%
Cefoperazon	1–2 g/24 h	+ 0%	+ 0%
Cefotaxim	2 g/12 h	+ 0%	+ 0%
Cefotiam	1 g/24 h	+ 0%	+ 50%
Cefoxitin	*1 g/24 h	+ 0%	+ 50%
Cefpodoxim	0,1–0,2 g/48 h	+ 0%	+ 50%
Cefsulodin	0,5–1 g/24 h	+ 50%	+ 100%
Ceftazidim	*1,0 g/24 h	+ 50%	+ 100%
Ceftibuten	0,1 g/24 h	+ 0%	+ 65%
Ceftizoxim	0,5 g/24 h	+ 0%	+ 50%
Ceftriaxon	3×2 g/Woche	+ 0%	+ 0%
Cefuroxim	0,5 g/24 h	+ 50%	+ 100%
Chloramphenicol	0,25–0,75 g/6-8 h	+ 0%	+ 0%
Ciprofloxacin	200 mg/24 h	+ 0%	+ 0%
Clarithromycin	250–500 mg/24 h	+ 0%	+ 0%

Clindamycin	300–600 mg/8 h	+ 0%	+ 0%
Colistin	1-1,5 mg/kg/12–18 h	+ 0%	+ 0%
Cotrimoxaxol = Sulfamethoxazol/ Trimethoprim	Anwendung nicht empfohlen, die beiden Substanzen kumulieren unterschiedlich	+ 0%	+ 0%
Dicloxacillin	2 g/24 h	+ 0%	+ 0%
Doxycyclin	200 mg initial, 100 mg/ 24 h	+ 0%	+ 0%
Enoxacin	400 mg/24 h	+ 0%	+ 0%
Erythromycin	500 mg/12 h	+ 0%	+ 0%
Ethambutol	10–15 mg/kg/24 h	+ 0%	+ 0%
Fleroxacin	initial 400 mg; 200 mg/ 24 h	+ 0%	+ 0%
Flucloxacillin	2 g/24 h	+ 0%	+ 0%
Fluconazol	200-400 mg/72 h	100 mg/24 h	200 mg/24 h
Flucytosin	50 mg/kg alle 48 h	50 mg/kg/24 h	50 mg/kg/12 h
Fosfomycin	1,5 g/24 h	keine Daten	keine Daten
Gatifloxacin	Dosisreduktion empfohlen	wahrscheinlich ohne Bedeutung	wahrscheinlich ohne Bedeutung

Tabelle 16.2 (Fortsetzung)

	Dosierung bei Anurie	bei CAVH 0,5 l/h	bei CVVH/CVVHD 1,5 l/h
Gentamicin	*initial: 1-2 mg/kg; danach 0,4–0,8 mg/kg/24 h; *Talspiegel* < 1 µg/ml alle 24h anstreben	1,5 mg/kg/24 h; *Talspiegel* < 1 µg/ml alle 24 h anstreben	2 mg/kg/24 h; *Talspiegel* < 1 µg/ml alle 24 h anstreben
Imipenem/ Cilastatin	500 mg/24 h	+ 50%	+ 100%
INH/Isoniazid	5 mg/kg/24 h	5 mg/kg/24 h	5 mg/kg/24 h
Itraconazol	200 mg/8 h, nach 4 Tagen: /12 h	+ 0%	+ 0%
Josamycin	500 mg/12 h	+ 0%	+ 0%
Ketokonazol	200–600 mg/24 h	+ 0%	+ 0%
Levofloxacin	initial 250–500 mg; dann 125 mg alle 12–48 h (¼ der normalen Dosis)	Dialyse ohne Bedeutung	Dialyse ohne Bedeutung
Linezolid	200–600 mg/12 h	+0%	+30%
Loracarbef	200–400 mg alle 3 Tage	Dosis alle 48 h	Dosis alle 24 h

Meropenem	0,5 g/24 h	+ 20–50%	+ 50–100%
Metronidazol	500 mg/12 h	+ 0%	+ 50% = 500 mg/8 h
Mezlocillin	2 g/24 h	+ 25%	2 g/12 h
Miconazol	600 mg/8 h	+ 0%	+ 0%
Minocyclin	initial 200 mg; 100 mg/12 h	+ 0%	+ 0%
Moxifloxacin		keine Daten	keine Daten
Netilmicin	*initial: 1,5–2 mg/kg; danach 0,4–0,8 mg/kg/24 h; *Talspiegel* <2 μg/ml alle 24 h anstreben	1,5 mg/kg/24 h; *Talspiegel* <2 μg/ml alle 24 h anstreben	2–4 mg/kg/24 h; *Talspiegel* <2 μg/ml alle 24 h anstreben
Nitrofurantoin	nicht sinnvoll bei Anurie	+ 0%	+ 0%
Norfloxacin	400 mg/24 h	+ 0%	+ 0%
Nystatin	wird nicht resorbiert	+ 0%	+ 0%
Ofloxacin	*100–200 mg/24 h	+ 0%	200 mg/24 h
Oxacillin	2 g/24 h (max. 1 g/6 h)	+ 0%	+ 0%
Pefloxacin	800 mg/24 h	+ 0%	+ 0%
Penicillin G	2 Mio I.E./12 h	+ 50%, z.B. 3 Mio I.E./12 h	+ 100%; z.B. 4 Mio I.E./12 h

Tabelle 16.2 (Fortsetzung)

	Dosierung bei Anurie	bei CAVH 0,5 l/h	bei CVVH/CVVHD 1,5 l/h
Penicillin V	500 mg/8 h oral	+ 50%	+ 100%
Pentamidin	*z. B. 4 mg/kg alle 2 Tage	+ 0%	+ 0%
Pipemidsäure	nicht empfohlen	unbekannt	unbekannt
Piperacillin	2 g/12 h	+ 0%	+ 50% (2 g/8 h)
Piperacillin/ Tazobactam	2 g/12 h + 0,25 g/12 h	+ 0%	+ 50%
Polymyxin B	nicht empfohlen	keine Daten	keine Daten
Protionamid	1000 mg 2–3×/Woche	unbekannt	unbekannt
Pyrazinamid	30 mg/kg 3×/Woche	+ 0%	+ 50%
Quinupristin/ Dalfopristin	optimale Dosis bei Anurie unbekannt (10–20 mg/kg/ die)	für Nativsubstanz unbedeutend für Metaboliten unbekannt	für Nativsubstanz unbedeutend für Metaboliten unbekannt
Rifampicin	10 mg/kg (max. 600 mg)/ 24 h	+ 0%	+ 0%
Roxithromycin	150–300 mg/24 h	+ 0%	+ 0%

Sparfloxacin	400 mg initial, 200 mg/48 h	+ 0%	+ 0%
Spectinomycin	*2 g Einmaldosis i.m.	+ 0%, da Einmalgabe	+ 0%, da Einmalgabe
Streptomycin	initial und alle 72 h: 7,5 mg/kg; immer mit Spiegelkontrolle!!	Erhaltungsdosis 7,5 mg/kg/48 h; immer mit Talspiegelkontrolle!!	Erhaltungsdosis 7,5 mg/kg/24–48 h; immer mit Talspiegelkontrolle!!
Sulbactam	1 g/24 h	+ 50% (=750 mg/12 h)	+ 100% (=1 g/12 h)
Teicoplanin	initial: 12 mg/kg; danach: 400 mg 1×/Woche	+ 0%	+ 0%
Tetracyclin	kontraindiziert	+ 0%	+ 0%
Tobramycin	*initial: 1,5–2 mg/kg; danach 0,4–0,8 mg/kg/24 h; *Talspiegel* <2 μg/ml alle 24 h anstreben	1,5 mg/kg/24 h; *Talspiegel* <2 μg/ml alle 24 h anstreben	2 mg/kg/24 h; *Talspiegel* < 2 μg/ml alle 24 h anstreben
Vancomycin	initial: 15 mg/kg; 1–1,5 g alle 7 Tage; Talspiegel über 10 μg/ml anstreben!	es werden nur High-Flux-Membranen eingesetzt, daher: 1000 mg alle 5 Tage	es werden nur High-Flux-Membranen eingesetzt, daher: 1000 mg alle 3–4 Tage

17 Antibiotikatherapie in der Schwangerschaft und Stillzeit

Unbedenklich während der Schwangerschaft

Ethambutol
Isoniazid
Makrolide (kontraindiziert in der Stillzeit)
Nystatin
Penicilline (strenge Indikationsstellung in der Stillzeit)
Pyrazinamid

Kontraindiziert während der gesamten Schwangerschaft und in der Stillzeit

Aminoglykoside
Chinolone
Chloramphenicol
Colistin
Griseofulvin
Lincosamide
Polymyxin B
Teicoplanin
Tetracycline

Strenge Indikationsstellung während der gesamten Schwangerschaft und in der Stillzeit

Amphotericin B
Azolderivate
Carbapeneme
Cephalosporine
Cotrimoxazol
β-Laktamasehemmer
Monobactame

Paromomycin
Protionamid
Rifabutin
Rifampicin (kontraindiziert im 1. Trimenon
und in der Stillzeit)
Sulfonamide (bes. im 3. Trimenon und in der Stillzeit)
Vancomycin

Kontraindiziert in der Frühschwangerschaft

Griseofulvin
Nitroimidazole (kontraindiziert auch in der Stillzeit)

Kontraindiziert in der Spätschwangerschaft und Stillzeit

Nitrofurantoin

18 Antibiotika bei Lebererkrankungen

Für folgende Antibiotika sollten bei schweren Lebererkrankungen Alternativen verwendet bzw. sollte die Dosis reduziert werden:

- Amoxillin/Clavulansäure
- Amphotericin B
- Azithromycin
- Azlocillin (Dosisreduktion bei gleichzeitiger Niereninsuffizienz)
- Aztreonam (Dosisreduktion)
- Cefoperazon (Dosisreduktion)
- Cefotaxim
- Ceftriaxon (Dosisreduktion bei gleichzeitiger Niereninsuffizienz)
- Chloramphenicol
- Clarithromycin
- Clavulansäure
- Clindamycin
- Cotrimoxazol (Dosisreduktion)
- Doxycyclin (Dosisreduktion)
- Erythromycin (v.a. E.-Estolat; Dosisreduktion)
- Fleroxacin (Dosisreduktion)
- Fluconazol
- Griseofulvin
- INH (Dosisreduktion)
- Ketoconazol
- Lincomycin
- Metronidazol (Antabus-Syndrom!)
- Mezlocillin (Dosisreduktion bei gleichzeitiger Niereninsuffizienz)
- Miconazol (Dosisreduktion)
- Moxifloxacin (Kontraindikation)
- Nalidixinsäure
- Nitrofurantoin
- Norfloxacin (Dosisreduktion)
- Ofloxacin (Dosisreduktion)
- Oxacillin (Dosisreduktion)
- Pefloxacin (Dosisreduktion)
- Protionamid
- Pyrazinamid
- Quinupristin/Dalfopristin (Dosisreduktion)
- Rifampicin, Rifabutin

- Roxithromycin (Dosisreduktion)
- Sulfonamide (Dosisreduktion)
- Tetracycline

Wichtig:
Es gibt bisher außerordentlich wenige Untersuchungen über Antibiotikatherapie bei eingeschränkter Leberfunktion. Die angegebene Tabelle ist daher unvollständig.

19 Diffusion von Antibiotika in den Liquor und in Hirnabszesse

Tabelle 19.1. Diffusion von Antibiotika in den Liquor und in

Sehr gut bei entzündeten und nicht entzündeten Meningen	**Gut** nur bei entzündeten Meningen	**Minimal** sogar bei entzündeten Meningen
Chloramphenicol	Amoxicillin	Amikacin
Cotrimoxazol	Ampicillin	Amphotericin B
Ethambutol	Azlocillin	Azithromycin
Ethionamid	Cefepim	Aztreonam
Fluconazol	Cefixim	Cefamandol
INH	Cefotaxim	Cefoperazon
Pyrazinamid	Cefotiam	Cefoxitin
Rifampicin	Cefsulodin	Clarithromycin
Sulfonamide	Cefuroxim	Erythromycin
	Ceftazidim	Flucytosin
	Ceftizoxim	Gentamicin
	Ceftriaxon	Miconazol
	Ciprofloxacin	Netilmicin
	Imipenem	Roxithromycin
	Levofloxacin	Streptomycin
	Meropenem	Teicoplanin
	Metronidazol	Tetracycline
	Mezlocillin	Tobramycin
	Ofloxacin	Vancomycin
	Penicillin G	
	Piperacillin	
	Sulbactam	

Hirnabszesse

Nicht sogar bei entzündeten Meningen	**Gut** in Hirnabszesse
Clindamycin	Ampicillin
Colistin	Cefotaxim
Itraconazol	Ceftriaxon
Ketoconazol	Ceftazidim
Polymyxin B	Chloramphenicol
	Cotrimoxazol
	Imipenem
	Meropenem
	Metronidazol
	Penicillin
	Vancomycin

20 Lokalantibiotika

Kontraindikationen von Lokalantibiotika

- Wundinfektionen mit Abflußmöglichkeit von Eiter und Sekret (z.B. Nebacetin®)
- Abszesse
- Angina, Pharyngitis, Tonsillitis. Fast alle Medikamente, die zur Lokalbehandlung einer Angina o. Pharyngitis verordnet werden, enthalten unnötig Lokalantibiotika oder Desinfektionsmittel (z.B. Broncho-Tyrosolvetten®, Dorithricin® Halstabletten, Dobendan®, Imposit® usw.)
- Spülung von Blasenkathetern (z.B. Uro-Nebacetin®)
- Kleinflächige Verbrühungen und Verbrennungen (z.B. Terracortril® Spray)

Merke!

Penicilline, Sulfonamide, Tetracycline, Framycetin und Neomycin sollten bei Infektionen der Haut nicht mehr angewendet werden, da sie häufig Allergien verursachen und die meisten Erreger von eitrigen Infektionen der Haut – Staphylococcus aureus, Streptokokken, Pseudomonas aeruginosa und andere gramnegative Keime – gegen Penicilline, Sulfonamide, Tetracycline, Neomycin und Framycetin resistent geworden sind. Neomycin gehört zu den Substanzen, die am häufigsten Kontaktallergien verursachen. Alternativen sind: Tyrothricin, Polymyxin (gramnegative Keime) oder Bacitracin, Fusidinsäure (grampositive Keime), Mupirocin (Staphylokokken, Streptokokken).

Mögliche Indikationen für Lokalantibiotika

- Impetigo contagiosa
- Eitrige Konjunktivitis, Trachom
- Chronische, eitrige Osteomyelitis (z. B. Gentamicinkugeln oder -ketten)
- Superinfizierte Ekzeme

Merke!

In sehr vielen Fällen kann das Lokalantibiotikum durch Desinfektionsmittel (z. B. Betaisodona® Lösung, Betaisodona® Salbe, Braunol®) ersetzt werden. Polyvidonjodhaltige Lösungen können bei Lokalapplikation Brennen verursachen. Dies kann durch 1:10- bis 1:100-Verdünnung der Lösung weitgehend verhindert werden, ohne daß dadurch ein erheblicher Wirkungsverlust eintritt. Solange die Lösung nach Applikation braun bleibt, besteht Wirksamkeit. Wird die Lösung durch Wundsekret, Eiter, Blut entfärbt, so bedeutet dies, daß die Lösung unwirksam geworden ist. Eine Resistenzentwicklung gegen polyvidonjodhaltige Präparate ist bisher nicht bekannt. Dagegen beobachtet man bei allen Antibiotika, die vorwiegend lokal eingesetzt werden, eine zunehmende Resistenzentwicklung. Dies gilt auch für Gentamicin (z. B. Refobacin®-Creme). Daher sollte man sich bei der Lokalapplikation im wesentlichen auf Substanzen beschränken, die bei der parenteralen Therapie keine oder nur eine sehr geringe Indikationsbreite haben, wie z. B. Bacitracin, Tyrothricin, Fusidinsäure, Polymyxin oder Mupirocin.

21 Antibiotika- und Infektionsprophylaxe

Perioperative Antibiotika-Prophylaxe

- **Anforderungen an das Antibiotikum:** Möglichst atoxisch, angemessenes antibakterielles Spektrum, möglichst kostengünstig, keine Reserve-Antibiotika, keine Breitspektrum-Antibiotika. **Nie:** Piperacillin, Mezlocillin (u.ä.), Chinolone, Cephalosporine der 3. Generation mit kurzer Halbwertzeit (z.B. Cefotaxim), fixe Kombinationen (z.B. Optocillin®)
- **Geeignete Antibiotika:** Basiscephalosporine/Cephalosporine der 2. Generation (z. B. Cefotiam, Cefazolin, Cefuroxim), Aminobenzyl-Penicilline mit β-Laktamase-Inhibitoren (z. B. Amoxicillin/Clavulansäure, Ampicillin/Sulbactam), Isoxazolyl-Penicilline (Staphylokokken-Penicilline, z. B. Flucloxacillin), Metronidazol. Bei Penicillin/Cephalosporin-Allergie: z. B. Clindamycin; bei oxacillinresistentem S. aureus: Vancomycin, Teicoplanin; bei lang dauernden Eingriffen mit hohem Wundinfektionsrisiko ggf. Ceftriaxon
- **Dauer der Antibiotikagabe:** Meist einmalige Gabe ausreichend (single shot bei Anästhesieeinleitung), bei OP-Dauer über 3–4 Stunden 2. Antibiotikadosis intraoperativ, nie länger als 24 Stunden. Verlängerung der Antibiotikaprophylaxe, solange Katheter oder Drainagen liegen, ist unsinnig, wissenschaftlich nie nachgewiesen und teuer. Ein Antibiotikum, welches verhindert, daß Drainagen besiedelt werden, gibt es nicht! Gefahr bei längerer Antibiotikagabe: Keimselektion, Resistenzentwicklung, höhere Nebenwirkungsrate

- **Indikationen:**
  - **Magenchirurgie (einschl. PEG):** Cephalosporine 2. Generation + Metronidazol, Aminopenicillin/β-Laktamaseinhibitor; Einmalgabe; nur bei Risikofaktoren: blutendes Magen- oder Duodenalulkus, Magenkarzinom, Hemmung der Magensäuresekretion, Adipositas
  - **Gallenwegchirurgie (einschl. laparoskopischer Cholezystektomie):** Cephalosporine 2. Generation + Metronidazol oder Aminobenzylpenicillin + β-Laktamase-Inhibitor, Einmalgabe, nur bei Risikofaktoren: Alter >70 Jahre, Adipositas, Ikterus, Choledocholithiasis, akute Cholecystitis. Bei ERCP: nur bei Obstruktion Ciprofloxacin p.o. 2 Std. vor Eingriff
  - **Colorektale Chirurgie (einschl. Appendektomie):** Cephalosporine 2. Generation + Metronidazol, Ampicillin/ Sulbactam, Amoxicillin/Clavulansäure; Einmalgabe. Keine Antibiotika-Prophylaxe bei aseptischen abdominalen Eingriffen ohne Eröffnung des GI-Traktes
  - **Penetrierendes Abdominaltrauma mit Verdacht auf Darmverletzung:** Cephalosporine 2. Generation + Metronidazol so früh wie möglich. Bei Exploration keine Darmverletzung: Einmalgabe, mit Darmverletzung: Antibiotikagabe 12–24 Std
  - **Vaginale und abdominale Hysterektomie:** Cephalosporine 2. Generation + Metronidazol oder Aminobenzylpenicilline + β-Laktamase-Inhibitor, Einmalgabe
  - **Sectio caesarea:** Cephalosporine 2. Generation, Einmalgabe, erst nach Abklemmen der Nabelschnur, nur bei Risikosectio
  - **Abort und Kürettage:** Cephalosporine 2. Generation, Einmalgabe, nur bei Risikofaktoren, z. B. genitale Infektionen
  - **Nephrektomie:** evtl. Cephalosporine 2. Generation
  - **Transurethrale Prostatektomie:** Ciprofloxacin; Einmalgabe; bei primär sterilem Urin Indikation fraglich

- **Hüftgelenknahe Frakturen und Gelenkersatz-OP:** Cephalosporine 2. Generation oder Staphylokokken-Penicillin, Einmalgabe
- **Offene Frakturen:** Cephalosporine 2. Generation oder Staphylokokken-Penicillin, Dauer 12-24 Stunden, bei drittgradigen Frakturen ein Cephalosporin
- **Orthopädische OP ohne Implantation von Fremdmaterial:** Keine Antibiotika-Prophylaxe
- **Herz- und Gefäßchirurgie (einschl. Beinamputation):** Cephalosporine 2. Generation oder Staphylokokken-Penicillin, Einmalgabe
- **Schrittmacherimplantation:** Chephalosporine 2. Generation, Einmalgabe
- **Neurochirurgische Shunt-OP:** Cephalosporine 2. Generation oder Staphylokokken-Penicillin oder evtl. Vancomycin; Einmalgabe
- **Eingriffe im Kopf/Hals-Bereich:** Cephalosporine 2. Generation oder Aminobenzylpenicillin + β-Laktamase-Inhibitor; Einmalgabe; nur bei kontaminierten großen Eingriffen, z. B. Neck dissection, pharyngeale oder laryngeale Karzinome
- **Lungenchirurgie:** Cephalosporine 2. Generation, Einmalgabe; Indikation fraglich

• **Kontraindikationen:** Venen-, Arterien-, Blasenkatheter, Drainagen, Bewußtlosigkeit (Pneumonieprophylaxe), immunsuppressive Therapie, Kortisontherapie, Liquorfistel

• **Häufigste Fehler:**
  - **Zu großzügig:** Nur bei wenigen Eingriffen ist die Indikation durch prospektive, randomisierte Doppelblindstudien belegt
  - **Zu lang:** Meist Einmaldosis ausreichend! Nie: „Solange Katheter oder Drainagen liegen“ (völlig falsche Indikation!)
  - **Zu breit:** Nie Breitspektrumpenicilline, Cephalosporine der 3. Generation, Chinolone, fixe Antibiotikakombinationen

– **Zu anspruchsvoll:** Perioperative Antibiotikaprophylaxe senkt die postoperative Wundinfektionsrate, verursacht durch die am häufigsten in Frage kommenden Erreger; sie verhindert nicht alle postop. Infektionen durch alle Erreger

Tabelle 21.1. Antibiotika- und Infektionsprophylaxe

Erkrankung	Erreger
Endokarditis	
I. Nach rheumatischem Fieber, rheum. Chorea, rheum. Herzvitium (auch bei künstlichen Herzklappen), insbesondere bei Pat. mit niedrigem sozioökonomischen Status, Eltern junger Kinder, Lehrern, Ärzten, Krankenschwestern, Soldaten	A-Streptokokken
II. Bei kongenitalen Herzvitien (nicht Vorhofseptumdefekt vom Sekundentyp), rheumat. u. erworbenen Herzvitien, Mitralklappenprolaps	A-Streptokokken, Viridans-Streptokokken
	Enterokokken Streptokokken
III. Bei künstlichen Herzklappen	Staph. epidermidis, Streptokokken
	Enterokokken Streptokokken

* mit Karditis: Penicillin G 10 Jahre lang bzw. bis zum Erreichen des 25. Lebensjahres

Prophylaxe	Bemerkungen
Benzathin-Penicillin G i.m. 1,2 Mio. I.E. alle 3 Wochen bzw. Penicillin V 600000 I.E./die verteilt auf 2 Dosen p.o. bzw. Erythromycin bei Penicillinallergikern (2 x 250 mg/die p.o.)*	*Kinderdosen:* 1×600000 I.E. Benzathin-Pen. i.m. (<25 kg); 1×1,2 Mio. I.E. i.m. (>25 kg) 1×/Monat; 2×200000 I.E./die Penicillin V p.o. (<25 kg); >25 kg wie Erwachsene. Penicillinallergie: 25 mg Erythromycin, Cefalexin pro kg/die verteilt auf 2 Tagesdosen
Schema A o. B (bei Penicillinallergie Schema C)	bei *allen* Eingriffen an Zähnen, die zu Gingivablutungen führen (z. B. Extraktion) u. chirurgischen Eingriffen, Biopsien oder Endoskopien mit starren Instrumenten am oberen Respirationstrakt und Ösophagus (z. B. Tonsillektomie, Adenotomie)
Schema A o. B (bei Penicillinallergie Schema E)	chirurgische oder instrumentelle Eingriffe am Urogenitaltrakt oder Gastrointestinaltrakt, außer Eingriffe am Ösophagus
Schema A o. B (bei Penicillinallergie Schema C)	bei *allen* Eingriffen an Zähnen, die zu Gingivablutungen führen (z. B. Extraktion) u. chirurgischen Eingriffen am oberen Respirationstrakt und Ösophagus (z. B. Tonsillektomie, Adenotomie)
Schema D (bei Penicillinallergie Schema F)	chirurgische oder instrumentelle Eingriffe am Urogenitaltrakt oder Gastrointestinaltrakt, außer Eingriffe am Ösophagus

ohne Karditis: Penicillin G 5 Jahre lang bzw. bis zum Erreichen des 18. Lebensjahes

Tabelle 21.1 (Fortsetzung)

	Erwachsene
Schema A	Amoxicillin 2 g p.o., 1 h vor Eingriff
Schema B	Ampicillin 2 g i.m. oder i.v., 1/2–1 h vor Eingriff
Schema C	Clindamycin 600 mg p.o. oder Cefalexin 2 g, Cefadroxil 2 g, Azithromycin 500 mg, Clarithromycin 500 mg jeweils p.o., 1 h vor Eingriff oder Clindamycin 600 mg i.v., 1/2 h vor Eingriff
Schema D	Ampicillin 2 g i.m. oder i.v. plus Gentamicin 1,5 mg/kg i.m. (nicht über 120 mg) oder i.v., 1/2 h vor Eingriff; Amoxicillin 1 g p.o. oder Ampicillin 1 g i.m. oder i.v. nach 6 h
Schema E	Vancomycin 1 g i.v. (langsam über 1–2 h) bis 1/2 Std. vor Eingriff; keine 2. Dosis erforderlich
Schema F	Vancomycin 1 g i.v. (langsam über 1–2 h) plus Gentamicin 1,5 mg/kg i.m. (nicht über 120 mg) oder i.v., 1h vor Eingriff

* Die Kinderdosis sollte nicht die Gesamtdosis für Erwachsene überschreiten, American Heart Association 1997

Kinder

Amoxicillin 50 mg/kg p.o. 1 h vor Eingriff oder <15 kg KG: Amoxicillin 0,75 g p.o.; 15–30 kg: Amoxicillin 1,5 g p.o., >30 kg Amoxicillin 2 g p.o. (wie Erwachsene)

Ampicillin 50 mg/kg i.m. oder i.v., 1/2 h vor Eingriff

Clindamycin 20 mg/kg p.o. oder Cefalexin 50 mg/kg, Cefadroxil 50 mg/kg, Azithromycin 15 mg/kg, Clarithromycin 15 mg/kg jeweils p.o. 1 h vor Eingriff
oder
Clindamycin 20 mg/kg i.v., 1/2 h vor Eingriff

Ampicillin 50 mg/kg i.m. oder i.v. plus Gentamicin 1,5 mg/kg i.m. oder i.v. 1/2 h vor Eingriff, Amoxicillin (25 mg/kg p.o., d. h. halbe Dosis, s.o.) oder Ampicillin 25 mg/kg i.m. oder i.v. nach 6 h

Vancomycin 20 mg/kg i.v. (langsam über 1–2 h) bis 1/2 h vor Eingriff; keine 2. Dosis erforderlich

Vancomycin 20 mg/kg i.v. (langsam über 1–2 h) plus Gentamicin 1,5 mg/kg i.m. oder i.v. 1 h vor Eingriff

Tabelle 21.1 (Fortsetzung)

Erkrankung	Erreger
Diphtherie	Corynebact. diphtheriae
Haemophilus influenzae Exposition	H. influenzae

Prophylaxe	Bemerkungen
Erwachsene und Kinder >30 kg: 1×1,2 Mio I.E. Benzathin-Penicillin G i.m. Kinder <30 kg: 1×600 000 I.E. Benzathin-Penicillin G i.m. bei Penicillinallergie: 40–50 mg/kg/die Erythromycin 7 Tage	antibiotische Prophylaxe für alle engen Kontaktpersonen, unabhängig vom Impfstatus! Zusätzlich: Auffrisch-Impfung, wenn letzte Impfung länger als 5 Jahre zurückliegt; Grundimmunisierung bei unzureichendem oder fehlendem Impfschutz
Erwachsene: 1×600 mg Rifampicin 4 Tage Kinder: 1×20 mg/kg Rifampicin 4 Tage Kinder <1 Monat: 1×10 mg/kg Rifampicin 4 Tage	*Haushalt:* wenn ≥1 Kontaktperson ≤4 Jahre mit inkomplettem Impfschutz oder ≥1 Kontaktperson ≤12 Monaten, dann Prophylaxe für alle Kontaktpersonen; wenn alle Kontaktpersonen ≤4 Jahre mit komplettem Impfschutz, dann keine Prophylaxe *Kindergarten/Schule:* wenn ≥2 Fälle innerhalb der letzten 60 Tage und Kinder mit inkomplettem Impfschutz, dann Prophylaxe für alle Kontaktpersonen; bei Auftreten eines Falles und Kindern ≤2 Jahren Prophylaxe für alle Kontaktpersonen; bei Auftreten eines Falles und alle Kinder >2 Jahre keine Prophylaxe *Indexpatient:* Prophylaxe, wenn Therapie mit Ampicillin; keine Prophylaxe, wenn Therapie mit Ceftriaxon oder Cefotaxim

Tabelle 21.1 (Fortsetzung)

Erkrankung	Erreger
Harnweginfektionen, chron. rezidivierend	Stuhlflora
Meningokokken-exposition	Meningokokken
Neugeborenen-konjunktivitis	Gonokokken, Chlamydien
Neugeborenensepsis, -meningitis	B-Streptokokken
Pertussis	Bordetella pertussis

Prophylaxe	Bemerkungen
s. Harnweginfektion S. 155	
Erwachsene: 2×600 mg Rifampicin p.o. 2 Tage; 1×500 mg Ciprofloxacin p.o.; 1×500 mg Azithromycin p.o.; 1×250 mg Ceftriaxon i.m. Kinder: 2×10 mg/kg Rifampicin p.o. 2 Tage; 1×125 mg Ceftriaxon i.m.	nur bei engen Kontakten (Familie, Kindergarten, Mund-zu-Mund-Beatmung, Intubation, Absaugen usw.)
Credésche Prophylaxe (1% Silbernitrat)	nur noch bei Risikogruppen
3×5 Mio I.E. Penicillin G i.v. oder 4×2 g Ampicillin i.v. (bei Allergie Clindamycin 3×600 mg i.v.) bis zur Geburt	nur bei kolonisierten Frauen (Screening vaginal und rektal in der 35.–37. SSW) und einem oder mehreren Risikofaktoren: Geburt <37. SSW, Blasensprung >18 h, Temperatur ≥38 °C intrapartum,neonatale Streptokokkeninfektion in der Anamnese, Bakteriurie mit B-Streptokokken während der Schwangerschaft, Risikogeburt (z. B. Mehrlingsschwangerschaft)
Erwachsene und Kinder: 40–50 mg/kg/die Erythromycin 14 Tage (max. 2 g/die)	alle engen Kontakte, unabhängig von Alter und Impfstatus zusätzlich für Kinder <7 Jahre: je nach Impfstatus Auffrischimpfung oder Grundimmunisierung;

Tabelle 21.1 (Fortsetzung)

Erkrankung	Erreger
Reisediarrhoe	unterschiedliche Erreger
Scharlach	A-Streptokokken
Splenektomie	Pneumokokken, A-Streptokokken, H. influenzae

Prophylaxe	Bemerkungen
	unbehandelte Patienten sind ca. 4 Wochen kontagiös, behandelte während der ersten 5 Tage Antibiotikatherapie
s. Gastroenteritis S. 153	
Erwachsene und Kinder >30 kg: 1×1,2 Mio I.E. Benzathin-Penicillin G i.m. Kinder <30 kg: 1×600 000 I.E.: Benzathin-Penicillin G i.m. bei Penicillinallergie: Erythromycin, Oralcephalosporine 10 Tage	nur bei Kontaktpersonen mit pos. Rachenabstrich und nur bei Epidemie (Schule, Kindergarten, Kaserne); Rachenabstriche von asymptomatischen Kontaktpersonen nur bei Epidemien
Erwachsene und Kinder >5 Jahre: Penicillin V 2×250 mg tgl. Kinder <5 Jahre: Penicillin V 2×125 mg tgl.	*Kinder:* Pneumokokken- und HiB-Impfung: Pneumokokken-Auffrischimpfung alle 6 Jahre; Penicillin V für 3 Jahre; bei Immunsuppression auch länger *Erwachsene:* Impfung wie Kinder; Penicillin V bei Immunsuppression oder maligner hämatologischer Grunderkrankung; Dauer der Prophylaxe unbekannt (ca. 2 Jahre) Sofort Amoxicillin/Clavulansäure p.o. (Selbstmedikation) bei Anzeichen eines fieberhaften Infektes

Tabelle 21.1 (Fortsetzung)

Erkrankung	Erreger
Staphylokokkenepidemie in Neugeborenenstation oder epidemische Staph.-Wundinfektionen	S. aureus
Syphilis	Treponema pallidum
Tetanus	Clostridium tetani
Tuberkulose	Mycobacterium tuberculosis

Prophylaxe	Bemerkungen
Mupirocinsalbe (Turixin®) ca. 5–7 Tage bzw. bis S. aureus aus Nasen-Rachen-Raum eliminiert ist (bei Versagen: erneut Mupirocin topisch und Rifampicin + Fusidinsäure p.o.)	nur bei Staphylococcus aureus pos. Nasen-/Rachenabstrich bei Kontaktpersonen (insbes. Operateure, Pflegepersonal) (suche nach Staphylokokkeninfektion bei Kontaktpersonen). Isoliere infizierte und kolonisierte Patienten; wenn Körperwaschung, dann mit PVP-Jod-Seife
Benzathin-Penicillin G 2,4 Mio I.E. i.m. einmalige Dosis, Ceftriaxon 1×125 mg i.v., i.m. Azithromycin 1×1 g p.o.	innerhalb von 30 Tagen nach Exposition, allerdings kein sicherer Schutz
250–500 I.E. Tetanus-Immunglobulin i.m. (Kinder u. Erwachsene)	Prophylaxe bei Verletzten mit fehlendem oder unzureichendem Impfschutz
INH 300 mg/die p.o. in 1 Dosis für 6–12 Monate	bei Kindern 10 mg/kg/die (max. 300 mg/die) 9–12 Monate

22 Physikalische Unverträglichkeit von Antibiotika und Antimykotika in Infusionslösungen

Tabelle 22.1. Physikalische Unverträglichkeit von Antibiotika und Antimykotika in Infusionslösungen

Antibiotikum	anderes Pharmakon
Amphotericin B	elektrolythaltige Lösungen, Antihistaminika Penicillin G, Kortikosteroide, Tetracycline, Vitamine
Ampicillin Cephalosporine,	Kortison
Aztreonam	Natriumbikarbonat, Aminoglykoside
Cephalotin	Ringer-Laktat, Kalziumgluconat, Kalziumchlorid
Chloramphenicol	Vitamin-B-Komplex mit Vitamin C
Chlortetracyclin	Ringer-Laktat, Kalziumchlorid, Natriumbikarbonat
Erythromycin	Vitamin-B-Komplex mit Vitamin C, Barbiturate, Tetracycline
Gentamicin	Penicilline, Cephalosporine
Imipenem	Laktat, Aminoglykoside
Oxytetracyclin	Ringer-Laktat, Natriumbikarbonat
Penicillin G	Vitamin-B-Komplex mit Vitamin C, Amphotericin B, Heparin, Tetracycline
Penicilline	Aminoglykoside, Dextrose- oder Saccharoselösungen, Infusionen $<$pH5, $>$pH 8

Tabelle 22.1 (Fortsetzung)

Antibiotikum	anderes Pharmakon
Piperacillin	Natriumbikarbonat
Quinupristin/ Dalfopristin	NaCl-haltige Infusionslösungen
Sulfadiazin	Ionosol und andere polyionisierte Lösungen
Tetracycline	Ringer-Laktat, Natriumbikarbonat, Heparin, Penicillin G, Barbiturate, Vitamin B, Kortison

Sachverzeichnis